「悟り」はあなたの脳をどのように変えるのか

脳科学で「悟り」を解明する！

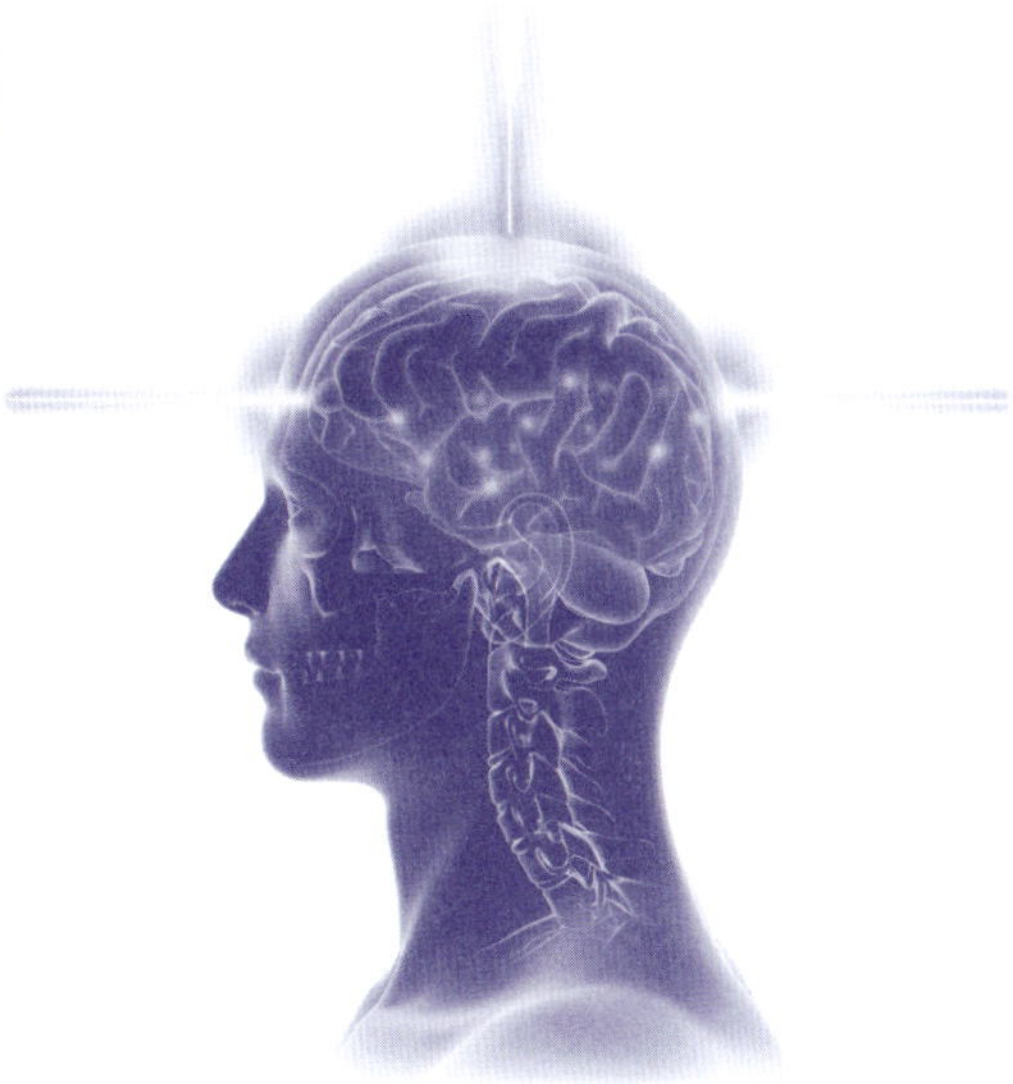

トーマス・ジェファーソン大学教授
アンドリュー・ニューバーグ 医学博士
Andrew Newberg, M.D.

マーク・ロバート・ウォルドマン
Mark Robert Waldman

【訳】エリコ・ロウ
Eriko Rowe

ナチュラルスピリット

HOW ENLIGHTENMENT CHANGES YOUR BRAIN
by Andrew Newberg, MD, AND Mark Robert Waldman

This edition published by arrangement with Avery,
an imprint of Penguin Publishing Group,
a division of Penguin Random House LLC,
through Tuttle-Mori Agency, Inc., Tokyo

賛辞

　ひとつのビジョンが本として結実するには多くの人々の尽力が必要となる。過去20年間にわたってマークと私に協力してくれたすべての人々に深い感謝の意を表したい。まず、ここに名前を出すことはできないが、とくにわれわれの調査や脳のスキャンの研究を通してスピリチュアルな体験をシェアしてくれた数千人の方々にお礼を言いたい。

　長年一緒に仕事をしてきた仲間たちにも感謝している。とくにトーマス・ジェファーソン大学付属ムルナ・ブラインド統合医療センターのディレクターであるダニエル・モンティ博士は私の同僚であり、また素晴らしい友人として、私の仕事全般に対して多大なる支援をしてくれた。私が脳とスピリチュアリティの接点を探求することができたのは、未踏の領域への研究をつねに奨励してくれたアバス・アラヴィ博士と故ユージン・ダキリのおかげだ。また、ナンシー・ウィンターリングというすべてにおいて頼れるコラボレーターを得たことでエキサイティングなプロジェクトを実現できた。

人の認識の段階を図式化する際には、より明確な定義ができるようロサンジェルスのロヨラ・メリーマウント大学のクリス・マニング博士が助けてくれた。アブラハムの神秘的な伝統とその音楽に関する識者である学者のユヴァル・ロンは、難解なスーフィズムの儀式や信条についてのアドバイスをくれた。

われわれのエージェントのジム・ラヴィンと過去3冊の本づくりをみごとに導いてくれた愛すべき編集者のキャロライン・サットンにも深い謝意を表したい。また、本書の共同編集者のブリットニー・ロスとわれわれの素晴らしいコピーエディターのブリアナ・フラハーティーにも心から感謝している。本書の焦点を個人的な悟りにするようインスピレーションを与えてくれたボー・リナルディーにも大きなハグを捧げたい。

そしてもちろん、われわれの素晴らしい家族、とくにステファニーとスーザンという伴侶の協力がなければ本書は生まれなかった。悟りはつねにとても個人的な体験だが、それを一緒に暮らしたり働いたりしている人とシェアすることができなければ、その体験は完全なものにはならないだろう。

著者のノート

過去10年以上にわたってマークと私は意識やスピリチュアリティと脳の本質について一緒に探求を続けてきた。本書では悟りについての解説として私自身の研究の大部分を利用したので、そうでないという但し書きがないかぎり、文中の「私」とは私自身（アンドリュー）のことだ。

一方、図式と仮説は私とマークが密接に協力しあって構築してきたものなので、文中で「われわれ」とあるときにはそれがふたりのコラボの結果であることを示している。また、科学研究は個人的な作業では行えないものなので、文中で「われわれ」の仕事とあれば、その「われわれ」には長年協力してくれた同僚や私の研究スタッフも含んでいる。（日本語訳に際しては、研究仲間を示すときには「われわれ」、人間一般を指すときには「私たち」とした）

本書では情報をなるべくわかりやすく表現しようと試みた。しかし、一般化すると重要なディテールや複雑さが失われがちだ。だから、このテーマをより深く探求したい方のために、われわれの出した結論の根拠となる詳しい参考文献のリストも掲載した。

もくじ

Part 2

悟りへの道

＊引用文の訳はすべて本書訳者によるものです
＊本文中の小さなかっこ書きはすべて訳注です

Part

I　悟りの根源

瓶《かめ》割《わ》るる夜《よる》の氷《こおり》の寝覚《ねざ》め哉《かな》 *1

17世紀の禅詩人　松尾芭蕉

1　問題児の悟り

人生が一変するような体験をあなたはしたことがあるだろうか。考え方だけでなく、行動の仕方まで変わるような体験。仕事や人間関係、人生全般への見方も変わるような体験だ。そんな体験がある人は多い。それ以降、信じる宗教やスピリチュアルな信条まで変わった人もいる。または、神など存在しないと確信するようになった人もいるだろう。いずれにしろ、人生の方向をすっかり変え、新たな発見への道へと導いてくれる体験もあるのだ。

おそらく、あなたにはまだそんな体験はないのだろう。しかし、自分の人生をすっかり変え、人生に新たな意味や目的を見いださせてくれるような、深遠な体験を実は自分が待ち望んでいることにあなたは気づいている。人は疑問、本当に大きな疑問を抱き、その答え、本当に大きな答えを探すものなのだ。私たちはその答えを求めて、変身を約束する本やセミナーに大枚を費やしては失望している。それでも多くの人は「それ」を見つけようと苦闘する。けれど実際には、ほとんどの人は人生をがらりと変えるそうした偉大な体験の片鱗は垣間見ているのだ。すべてが明快になった一瞬にも、どうしても見つけたいと感じていた「それ」の基本的な要素は見いだせるのだ。

私たちが希求する「それ」、自己変革とは、一般に「悟り」と呼ばれるものだ。東洋哲学ではこの悟りを重要視する。一方、西欧の哲学者は悟りにつながるさまざまな体験、自分や世界について新たな洞察を与えてくれる小さな悟り、一瞥《いちべつ》体験について語っている。本書では、この2種類の体験を「悟り」（大悟）と「小さな悟り」（小悟）として区別する。一瞬「小さな悟り」を得るのはとてもよい体験で、「悟り」についての理解を深めるために大いに役立つ。実際、われわれの研究結果によれば、「小さな悟り」を体験することが、人生を一変させる偉大な自己変革に向けて脳を整える準備となるのだ。一方、人の苦悩を取り除き幸福と平和をもたらす究極の体験となるのが「悟り」で、人間の脳がなんとか成し遂げたいと希求しているものだ。

本書では、「悟り」がどんなもので、あなたの人生やからだ、脳にどう影響するのかを紹介したい。そして、3種類のツールとさまざまなエクササイズを通して、「悟り」についてあなたを啓発し、あなたを悟りに導く手助けをしたい。

第1のツールとして、「悟り」や「小さな悟り」を体験した人々の物語を紹介する。われわれはオンライン調査で二千人以上のスピリチュアルな体験談を集めた。主にそのなかから、悟りに遭遇した人々の驚くべき体験からわれわれが学んだ内容を紹介する。個人の信条がその人の人生や脳を変える力をいかに拡大したり制限したりしているのかもわかるはずだ。

第2のツールは本能的な認識に始まり悟りに至る人の認識の段階に関する新たなモデルだ。この段階を経ることで、人は世界についての最低限の認識から、全宇宙の完全な認識へと進化できる。古代の叡智と最新科学の統合から生まれたこのマップを利用すれば、自分が「悟り」への道のどこまでたどり着けたかを容易に確認できるようになる。

第3のツールはヒーリング、詠唱（チャント）、チャネリング、また脳の通常の機能を完全に変えてしまうような過激なタイプの瞑想など、パワフルで特別な精神修行を実践する人々の脳をスキャンした研究結果だ。こうした研究結果から、古代からスピリチュアルな書物で記述されてきたような「悟り」をより素早く開くための洞察が得られるとわれわれは考えている。

不確実性への私の旅路

私は30年近くにわたり、スピリチュアルな体験と脳神経の関係をマップ化してきた。科学者として成功したい人にとっては危うい分野の研究なので、どうして私がこの分野に関わるようになったのか、これまでたくさんの人に尋ねられた。それは、自己のキャリアとしては容易な道ではないが、その成果は偉大だからだ。私が情熱を燃やしてきたのは、人間はどのように現実を把握し、世界を理解するのかの解明で、私の仕事はその反映なのだ。

まず、私が自分の考え方を一変するきっかけとなった画期的な体験がどう始まったのか、私自身の旅路からお話しすることにしよう。できるかぎりわかりやすく説明したいのだが、実のところ、今でも我ながら理解しがたい体験だった。結局のところ、その程度にかかわらず「悟り」は言葉では伝えがたいものなのだ。だから、大小にかかわらず「悟り」は私たちの脳を変え、自分自身や世界に対する認識を変える意義深い体験だが、説明はしづらい体験だということを念頭に置いて、私の物語を読んでほしい。そして、本書を読みながら、自分にとっての転機となり人生の意味を変える役に立ったあなた自身の体験についても考えてみてほしい。

幼い頃から私は問題児だった。といっても一般的な意味でではない。現実には私は素晴らしい幼年期を過ごした。両親とは仲が良かったし、欲しい物や必要な物はほとんど手に入れられた。私はとてもハッピーな子どもだったのだ。

ただし、ひとつだけ問題があった。あまりに多くの人が異なる信条をもっていることが、どうしても理解できなかった。どうして、たくさんの宗教があり、多くの異なる政治制度があるのだろう？　何が正しくて何が間違っているかということにまで、さまざまに異なる見方があるのはなぜなのだろう？　人が自分の信条に固執するあまり、暴力さえ振るったりする理由は？　端的に言えば、私は信じるのではなく真実を知るために、リアルなものに到達したかったのだ。これが、私にとっての最初に悟りを求めたいと決心したきっかけで、答えを知りたくてならない問いに光明を照らしてくれる道程の始まりになったとも言えるだろう。ちなみに、「小さな悟り」は、辞書では「問いのテーマを光で照らすこと」と定義されている。

残念ながら、私が問いかけても答えには導かれなかったばかりか、私はより深い混迷に落ち込んだ。この存在の不確実性の感覚は高校時代から大学時代まで続き、家族や友達に話そうとすると、たいがい不審そうな顔をされた。先生にもそんなことを考えるのは時間の無駄だと言われた。しかし、私はあきらめ切れなかった。それどころか、人のマインドのミステリーを解析することは私の個人的な使命となった。

私は歴史上の優れた哲学者に関心を寄せ、とくに彼らが現実の性質をどう理解していたかに注目した。また、聖書、コーラン、バガヴァッド・ギーターなど、図書館で見つけられるかぎりの聖典も読み漁った。アリストテレス、トマス・アクィナス、デイヴィッド・ヒューム、フッサールも読み、ユダヤ教の司祭や神父、ときには仏教の指導者にも話を聞いた。東洋の哲学者は自己変革のひとつのかたちが悟りだとみていた。世界を論理的に理解しようとする西洋の哲学者は、その情熱に火を注いでくれる「なるほど！」という洞察の瞬間を重要視していた。前述したように、私はそうしたものは小さな悟りの瞬間とみるが、歴史学者は西欧哲学の絶頂期を啓蒙《エンライトメント》（悟りの）時代と名づけている。

しかし結局のところ、こうした知識の偉大な識者たちも私の心を安らがせることはなかった。そこで、私は科学に関心を移し、現実に関する基本原則について科学がどう言っているかを調べた。生物の進化、ＤＮＡ、天文学や神経科学に注目したが、こうした学術上の「聖域」にも、私の問いへの答えは見いだせそうもなかった。私にとっては、こうしたそれぞれの叡智をもつ学派も、多くの信条が存在する別のシステムに過ぎなかったのだ。素晴らしいが欠陥品のデバイスである人間の脳によってつくり出され保有される信条だ。

また、最も厳密に行われた科学研究でさえ、私には欠陥品か、贔屓目《ひいきめ》に見ても不完全に思えた。つねに新しい研究結果が出て、以前とは矛盾したことを示唆することになるからだ。科学は私たちを取り巻く世界の観察法としては優れているが、私の根本的な問いにはけっして答えてくれなかった。リアルな現実とは何で、なぜ、誰もがその現実で異なる経験をするのか？　しかし、私はそれでも、もっと脳を研究すれば生命のより大きなミステリーの一部は明らかにできると考えていた。

だから、医学部に入学した当時には心を大きく弾ませ、私は以前にも増して綿密に脳や人体について探究しはじめた。結局は、脳についてより詳細に学ぶために医大に1年余分にとどまることにして、脳の造影という比較的新しいテクノロジーに出合った。そして、人が異なる活動をしたり、異なるアイデアや信条について考えているときに、その人の脳で何が起きているかを実際に目にしはじめたのだ。これは私のそれまでの人生のなかで最も刺激的な体験のひとつとなった。もしかしたら、より深遠な自分の問いと、脳が実際にそれにどう答えようとしているかを関連づけられるかもしれない、と思った。

そして夏休みのある日、私はインターンシップのボランティアとして、さまざまな記憶テストをしている最中の脳をfMRI（機能的磁気共鳴画像法）でスキャンされることになった。巨大な磁気のドーナツのようなスキャナーの真ん中で寝台に頭をくくりつけられたまま1時間もすると、背中が痛み、腕は痺《しび》れてきた。そしてトイレに行きたくてしょうがなくなった。できるかぎり記憶テストには答えたが、私の意識上で実際に起きていることを研究者はけっして知ることはできないことに気づいた。彼らにとってわかるのは、記憶テストに対する私の答えだけだ。私が単に提供された異なる言葉を覚えようとしていたと彼らは考えたのだろうが、その間に実際に私が考えたり感じたりしていたことは、彼らにはまったく知りようがなかった。

その瞬間に、私は、「小さなひらめき」と私が呼ぶ「小さな悟り」を得た。他人の意識や脳のなかで起きていることは、他の誰にも知りようがない、という気づきだった。この発見は今では数百の科学研究によって支持されているし、すべての認知神経科学の偉大なる謎にもつながるものだ。私たちは自分自身の意識で何が起きているかを完全には知りようがないと私は気づいた。なぜなら変数があまりに多いからだ。自分自身が気づいている認識のどの瞬間にも、私たちは数百、数千の異なる考え、気持ち、感覚を、絶え間なく意識の上で行ったり来たりさせている。

この洞察によって、真実と現実を求める私の探訪はきわめて困難なものになることを私は認識した。真実の追求にあたっては他人が言うことには頼れないのだ、と私はきっぱり決めなければならなかった。また、科学だけではゴールにはたどり着けない、という結論にも達した。結局のところ、科学が私に提供してくれる情報を翻訳するのは私の脳だからだ。

そこで、科学研究や書物、他人との会話を通じて叡智を求める代わりに、私は探求先を自分の内側に向けた。ナイーブだったのかもしれないが、最も優秀な科学者や哲学者、宗教学者たちでさえ人間にとっての根本的な命題で合意できずにいるのなら、その答えは自分のなかにあるのかもしれないと私は理屈づけた。私が現実の一部なら、頭のなかを駆け巡るすべての考えを鎮めて、絶対的な真実の特定に努力できるはずだと私には思えた。すべての問いには答えがあると断言した古代の中国の師たちによれば、つまりは、それこそが悟りの希求のすべてなのだ。

内側を向くことで、私は次なる問題にすぐに気づいた。私の意識はさまざまな感情や思考、信条で満ちていて、そのどれが自分を現実に根づかせてくれるのか、わかりようがなかった。神経科学者として私はこの課題を研究仲間のマーク・（ロバート・）ウォルドマンと共に共著の『Born to Believe（信じることは生まれつき）』（未邦訳）で探求した。脳がどうやって自分自身や周囲の世界、そして自分の内なる認知の外側に存在する現実について、かなり不正確だが自分の役には立つマップを構築できてしまうのかをわれわれは記録した。人は世界に対する自分の見方が正しいと思っているが、そのマップがいかに歪んだものであるかには気づいていないのだ。

私たち自身の脳、意識がどうやって真実を発見しようとしているのかという問題を考えるようになって、私はより黙考することが多くなった。ＴＭ瞑想やヴィパッサナー瞑想といった本格的な修行を始めたわけではなく、ただ自分なりに物事を今までとは異なる方向で考えながら、自分が頼りにできる真実の片鱗を探し求めたのだ。

当初はそれで現実の理解という自分のゴールに近づけると思ったが、一向に近づいている感はなかった。結局、私は苛立ちはじめ、自分の洞察を疑いはじめた。

これは実は悟りを求める人々に起こりがちな過程のようだ。洞察を得た、「なるほど！」という瞬間があって、あなたは根本的な真実を発見したと思う。よい気分で驚異的な至福感さえ味わうが、やがては元の現実、慣れ親しみ癖になった考え方や信条に戻ってしまう。瞑想を習慣としている人は、こうした「小さな悟り」の瞬間はよく体験しても、師に「それもすぐに過ぎ去る」と言われる。そして、自分の世界観を永続的に変え、大きな命題に新たな意味と答えを与えてくれるような「悟り」には至っていなかったことを確認することになる。

洞察を得たと感じたあとに、それが思ったほど自分の役に立たないことに気づかせられるのは、最もストレスが溜まる体験のひとつで、私はそんな状況にあった。自分のすべての考えや信条を疑いはじめたのだ。何についても真実がわかっているとは思えず、すべてが事実というよりは意見に過ぎないように思えた。永遠の疑いの罠にはまり込んだように感じたが、それ以外の道はなかった。黙々と根本的な真実の模索を続けるしかなかった。それは孤独な過程だったが、同じような道をたどった人がいたことを発見することもあった。たとえば17世紀の啓蒙《けいもう》時代の最も重要な哲学者のルネ・デカルトだ。

私は彼の『省察』（筑摩書房、岩波書店）に惹かれた。それは主に、私がしていたふたつのこと、瞑想と哲学の探求を融合しているように思えたからだ。そしてその冒頭を読んでさらに心を弾ませた。「疑いという半球のなかにもち込まれることのなかで」とあって、私は「ああ、彼は私のことを言っているのだ！」と思ったのだ。私と同様に、疑いと格闘していたのだ。読み進み、私は有名な彼の結論にいくばくかの慰めを見いだした。「コギト・エルゴ・スム」、「我思う、故に我あり」。しかし、私はそれも疑いはじめた。彼はどうやって、考えごとをする「私」が存在するのだとわかったのか？　何か足りない、と私は感じた。

無限に広がる疑いの海…そして至福

私は新しい黙想の実験を試みることにした。自分の考えのすべてが想像力に溢れた脳の産物に過ぎないと信じていたので、自分の意識の産物をすべて、言語、感情、認知、自省など、偏見や歪みの可能性があるすべてを排除しようと試みたのだ。疑いの領域とその疑いのなかに山積みとなった概念はどんどん大きくなりつづけた。疑いを超えた何かを探しつづけたが、見つからなかった。

私の懐疑心はエスカレートし、自分の戦略全体を疑ってかかる必要があると私は思いはじめた。この考えも大いなる内なる痛みをもたらした。自分が正しいことをしているのだとわかる方法があるのだろうか？　疑う過程のすべても疑わなければならなかった。おかしな考え方だが、そうしなければと感じたのだ。

その瞬間に、私は内なる声の微《かす》かな囁きを聞いた。「努力しようとするな」。私は大学時代にヒンズー教の教授が言ったことを思い出した。ヒンズー教徒がどうやって悟りに至ったかを議論していたときのことだ。その悟りとは、突然に自分のそれまでの世界観を超え、自分と宇宙について新たに理解し直すという意識の状態だ。言葉にならない超越的な真実の微かな輝きをつかむ悟りと出合うには、それに向かって努力すると同時に努力しないことが必要だと教授は言った。「答え」を見つけようと努力するのではなく、答えの方が訪れてくれるようにするのだ。

言っておくが、私は意識的に「悟り」、または「小さな悟り」を求めていたわけではない。根本的な真実を発見したかっただけだ。しかし、それはうまくいっていなかったので、内なる声を信じて、どんな「答え」が訪れてくれるかを静観することにした。私はただ待った。しかし、何を私は待っていたのか？　私はそうして2年過ごしたが、それは私の人生のなかでおそらく最も痛ましい時期だったといえる。

が、そのあとにそれは起こった。私の日課となった哲学的な瞑想をしていると、突然、すべてに疑いを見いだす代わりに、すべてが文字どおりの疑い、偉大なる「疑い」になってしまったのだ。

　気がつくと私は無限の疑いの海としか言いようのないもののなかに浮かんでいた。それは最も強烈で印象に残る体験だった。その驚くべき日からすでに25年過ぎたが、今でも言葉に表すのは難しい。その「無限の疑いの海」は見渡すかぎりに広がり、すべてがそのなかに包まれていた。世界も宗教も科学、哲学、そして私自身もだ！　私が望んでいたのは疑いを取り除くことだけだったのに、確かなのは偉大なる疑いだけであることを発見してしまったのだ。私はそれに全面的に明け渡し、完全にそれを受け入れ、私も私の思考も他人も宇宙もつながり一体となった無限の海に浸るしかなかった。

　本書を通して説明するが、これが、人々が悟りとする体験のひとつの要素だ。ワンネス（一体感）を感じ、それに明け渡すこと、そして深遠な洞察や真実または叡智に到達した、という感覚だ。私の場合には、その体験は長年の自分自身の黙想の末に起きたが、他の人々の話や、さまざまな精神修行をしている人の脳のスキャンの研究を通じて、私と同様の体験につながる道はいろいろあることをやがて学んだ。

　数年前に私は自分の個人的体験を共著者のマークに話した。無限の疑いについて説明しようとすると、それまで尋ねられたなかで最も興味深い質問をされた。「その体験は恐ろしいものだったの？　僕だったらそう感じると思う」

私はちょっと考えてみて、それは実際には最も心地よく至福の体験だったことに気づいた。マークの困惑は理解できた。すべてに関して問いかけ、疑いながら過ごした日々を私は嫌っていたのに、結局は見渡すかぎり疑いに満ちていると発見したのだから。彼は自分で体験したわけではないから、私が至福を感じたことは理解しがたかったのだろう。私にとっては肩の荷を永久に下ろせたような感じだった。なんと奇妙な感覚だったことか！　私の問題や心配はどこに行ってしまったのだろう？　なぜか、疑いはもはや恐れるべきものではなく、むしろ、喜んで受け入れるべきものだった。それが鍵だった。疑いと戦うのではなく、それと一体になったのだ。そして無限の海がすべてを包み込んでくれた。それは驚異的なほど強烈でどこまでも明瞭で完全に心を高揚させてくれるもので、奥深く感情的で歓びの極みに満ちたものだった。実際、この一件が私の人生と哲学にとって最も重要な転機となった。私は自分が自己変革を成し遂げたと感じ、25年前に起きたその変革は今でも私のなかで生きつづけている。

まず、第一に、誰もの信条が希薄なもので脳のクリエイティブなイマジネーションの産物であることを私はしっかり認識した。次に、どんな信条も平等で、他と比べての良し悪しや善悪の差はないことに気づいた。すべては部分的な認識で、私たちの意識の限界の外に存在するかしないかの現実の片鱗でしかない。私たちには自分を取り巻く宇宙で起きていることを知る能力はないのだということを知り、私は深い慎みを感じた。しかし、そうしたきわめて不完全な脳にもかかわらず、私たちがこの世界でそれぞれなんとか意味ある道程を切り開いていける直感力をもっているということに対しては畏敬の念をもった。

それ以降、世界に対する自分自身の信条のせいで自分が盲目になりがちであることを再確認するために、私はしばしばこの自己変革の体験に立ち戻るようにしている。自分の信条にとらわれればそれが失敗や恐れ、苦悩の原因になりがちだ。本当は知らないことも知っていると思ってしまうことがいけないのだ。そうした信条がいかに些細でつまらないものかを認識するのは、私たちにとって最も困難なことでもある。

自分自身の体験が別の意味でも私に新たな扉を開いてくれた。それは、そうした洞察や至福の瞬間へ私たちを導いてくれる精神性と意識の神経網を解明するための研究への扉だ。私は過去20年間、この研究に人生を費やしてきた。本書を執筆する目的は、悟り体験がもたらす自己変革は単なる可能性ではなく、私たちがもって生まれてきた生物学的使命だということを示す最新研究を紹介することだ。さらに、「悟り」や「小さな悟り」に向かうあなたの旅路をスピードアップする近道も紹介したい。

なぜ、悟り？

では、自分自身の体験を私たちはどう呼ぶべきだろうか？　私の人生を変えた個人的な体験のパワフルさを私は理解しているが、だからといって、人の人生を変えるすべての体験が同じ性質のものだといえるのか。実際、西欧では、あまり悟りについては語られない。幸福や成功、友情や親愛は誰もが求める。しかし、人は人生をドラマチックな方法で変えたがる一方では、自分の世界観を大きく揺さぶられることに対しての恐れも大きいのではないかと私は研究を重ねるにつれて思うようになった。単純な洞察や「なるほど！」という瞬間のような小さな悟り体験は楽しむが、考え方や振る舞いの習慣はあえて崩そうとはしない。われわれは共著の『Born to Believe（信じることは生まれつき）』のなかでこのことに触れ、どれだけ私たちが自分の信条に固執しがちかを示した。いくらそう望んでいても、その束縛から逃れるのは難しいのだ。

ちょっと考えてみてほしい。あなたは本当に自分の人生を劇的に、深遠な意味で変えたいのだろうか？　それとも人生のあれこれを少し改善したいだけなのだろうか？　私が言いたいのは、悟りは一部の信仰にすべてを捧げた修行僧や聖人のためだけではなく、あなたのためにもあるべきだ、ということだ。そして、私たちが集めたデータに少しでも意味があるのなら、私たちの誰もが、そうした偉大な体験を得る可能性をもっているのだ。

　悟りは人にとって最も驚異的でパワフルな、人生を一変させる体験になりうる。少なくとも世界のすべてがどうあるべきかという考え方に新たな光と知識をもたらしてくれる。人によっては深遠な宗教体験、またはスピリチュアルな体験だ。驚くほど理知的な体験にもなりうる。感じ方は人によって異なるかもしれないが、人間の脳の働きとしてはディープな感覚だとわれわれは考えている。

　純粋にスピリチュアルな、または哲学的な見地から悟りについて述べた書物はあるが、本書では神経科学的な見地と個人的な見地から悟りについて語っていく。人が悟りに向けて努力し、動きを進めたときに、その人の脳では何が起きているかを説明する。人生を変えるそのパワーが頂点に達したときに何が起きるのか、その体験によって、どう脳が永続的に変わるのかを示す。そして、私たちの調査の回答者のパワフルな体験を紹介し、悟りに重要な要素がさまざまな脳の情報処理にどう反映されるのかを説明する。われわれは、そうした脳のスキャンの研究結果に基づき、あなたの個人的な成長と自己変革の助けとなるエクササイズを開発した。

　文献によれば理論的には誰もが悟りを体験できるというが、われわれの研究では、「悟り」

にしても「小さな悟り」にしても、まったく同じような体験をした人はひとりもいない。言い換えれば、きわめて個人的な体験なのだ。だから、２００８年からインターネットで実施している調査の回答者の体験談を多く紹介することにした。回答者は自分の体験だけでなく、自分の経歴や信条などについての個人情報も提供してくれたからだ。

悟りを体験した人々は、私と同様に、それをどう言葉でうまく説明できるかで苦労している。回答者がいかに苦労しているのかを示すのが、次の例だ。

体験の詳細は言葉では表現しようがないので、概要だけしか伝えられない。私は愛のエッセンスに完璧に満たされていたが、それを表現できる言葉が見つからない。私たちを取り巻く空気が愛でできているように感じたのだ。うまく意思疎通することが私にはできない。なぜなら、その意思疎通は不実になり、意思疎通しようとすること自体が不実になるように感じるからだ。

このように、調査の回答者たちは信じがたい体験をなんとか言葉で説明しようとしているが、的確な言葉で表現できない、という無念も少しあるようだ。しかし、彼らは自分の意識と心では自分がどんな体験をしたかがわかっている。そしてそうした体験をした人の誰もが世界を新たな見方でみるようなり、新たでより深い現実感をもつようになった。

「悟り」を導く脳神経回路

「悟り」や「小さな悟り」を体験できる能力は人の意識と脳神経回路にしっかり組み込まれているようだ。この機能にアクセスすることを学べれば、その人自身のためになるだけではなく、社会にとっても大変有益だ。

神経学として語るなら、小さな悟り体験は人の脳のなかで最も近い過去に進化した構造に関連しているようだ。私たちの人生に意味と目的を見いだす助けとなってくれる構造だ。この脳神経回路が私たちの感情も制御し、お互いへの同情や自愛も生み出している。言い換えれば、とくに日常的な思考や感情から切り離して自分を観察できる能力など、人の脳神経上の悟りが、私たちの内なる健全さと、他人と衝突することなく強調できる能力を向上させるのだ。小さな悟り体験は私たちが家族や友達、同僚との関係を改善するために必須で、悟りを意識的に求めることで、自分自身の苦悩のみならず世界の他人の苦悩もなくすための能力を向上できる。

私たちのほとんどがつかの間の悟りを体験していることを示す科学的証拠は増えている。そうした「あ、なるほど」という瞬間を意識的に求めるようになれば、自分自身や他人についてのより偉大な真実が見えやすくなり、人生を一変させる「悟り」も開きやすくなる。「小さな悟り」体験の多くの特質は、われわれの研究や他の研究者の研究で解明されている。

・難しい問題に即座に光をあてられる
・心配や恐れ、疑いをただちに止めてくれる
・より深遠な親切、慈愛や同情を感じやすくなる
・より心が開け、他人への寛容性が高まる
・心がより深く安らぐ

調査の回答者がよく表現するのが右記のような特質だ。これは多くの人が瞑想や祈りで得る体験と同じだが、その場合には一過性であることが多い。一方、「悟り」は人のパーソナリティや世界観を瞬時に永続的に変える。「悟り」の体験で悟りが開け、その状態が保てるのだ。本書でも後半で「悟り」が開いた状態について説明するが、「悟り」が開ければ、すべてに関して画期的な変化がもたらされることは認識しておくべきだろう。「悟り」を開い

た人は人生に新たな意味と目的意識をもち、仕事や人間関係への感じ方も異なり、失敗や、死さえも恐れなくなる。われわれの調査でもそうした変化は記録されている。

しかし、問題もある。悟りが現実だという科学的証拠はないのだ。数千年も前から、悟りの逸話には事欠かないが、悟りに関する主観的な記述は科学では否定されがちだ。それがその人のつくり話かどうかがわからないからだ。悟りの出来事を捉えたり計測できた人はいるのだろうか？　われわれは確認できていない。しかし、最も近年の脳のスキャンの研究では、いま悟りに近い体験をしていると人が言うときには、きわめて特殊な神経学的な変化が起きることを発見した。意識的に悟りを求めている人々の脳には長期的な構造上の変化もみられる。

こうしたことから、悟りへの道程は単に現実であるだけではなく、人が生物学的に悟りを求めるようにできていることを示す証拠はあるともいえる。しかし、実際に悟りを達成できるかどうかは別問題だ。科学は神が存在するか否かを肯定も否定もしない。悟りに関しても同様だが、悟りという考え方と体験に意味や価値があると感じるなら、悟りを求めることに遠慮は不要だ。

悟りを開きやすいように脳を整えれば、悟りの過程をスピードアップできることもわれわれが行った脳のスキャンの研究が示している。たとえば、古びた信条であなたを抑圧しているあなたの日常的な意識をどう変えられるかも学べる。脳のなかの創造力のセンターにつながるユニークな意識の状態に故意に入れるよう想像力を刺激するエクササイズもある。世界に対するあなたの認識を変える特定のサウンドや動きを伴う儀式を実践することもできる。自分に対してより好意的になり、他人に対しても寛容になれるよう脳神経回路をつなぐための脳トレもできる。大きなものであれ、小さなものであれ、悟りの体験は根深い個人の問題や依存症を克服する助けになってくれることもある。端的に言えば、悟りを求めることで、人生をより意義深く豊かにしてくれる新たな自分自身に出会えるのだ。

本書のパート1では、個人的な体験を数多く紹介しながら、人に悟りを希求させる生物学的、心理学的、文化的なルーツを解き明かす。トルストイの体験のように有名なものもあるが、本書で紹介する最も重要な例はわれわれが実施したスピリチュアリティに関するネット調査に答えてくれた二千人の体験談だ。なかには偶発的に悟りを体験した人もいるし、深遠な内省と黙考のなかで悟りを見いだした人もいる。宗教的な体験も多いがそうでない体験も多い。脳を「悟り」や「小さな悟り」に導く助けになる方程式をわれわれが編み出すきっかけとなった悟り体験の共通項も紹介する。また、「人の認識の段階」により、脳がどのようにして小さな悟りの状態を経て悟りに至るのかも示す。

ドラッグを使って悟りを求めたり、または日常的な暮らしのなかで悟りを見いだした人の体験談から得られる洞察にも着目する。こうした個人の体験談と最新の脳の造影研究の結果により、読者のみなさまが自己変革への道を見いだす助けとなるロードマップを提供する。ここでいう自己変革とは、そのことでまったく別人となって、無数の内なる苦悩から逃れられるような偉大なる自己変革のことだ。

パート2では、悟りの希求に向けて意識を変容させるために人が行うパワフルなさまざまな精神修行の最中には、その人の脳で何が起きているかを紹介する。異なる意識の状態に入ることで、人は認識の段階を経て、いくばくかの「小さな悟り」体験を得ると同時に、さらに「悟り」に向けて脳を整えることになる。

パート3では、あなたを悟りに導く助けとして意識を集中させるエクササイズと瞑想法を紹介する。まずは、リラックスして、あれこれ忙しく考えている自分の脳を観察するための最も効果的な方法をお教えする。悟り体験に必要な脳の創造的な領域を活性化するために必要なステップなのだ。次に脳の活動を劇的に変えるための激しい修行を紹介する。そうした修行により、あなたの内なる現実、外側の現実は突然に変化し、あなたの世界観に深遠な変化が起こりうるとわれわれは信じているのだ。

「悟りを開いた」私の脳を見る

私が精神修行や心理学的健康、神経障害に関する脳のスキャンの研究に邁進《まいしん》するようになったのは、私が初めて無限の疑いを体験してから何年も経ってからだった。fMRIというパワフルな装置で実験するようになってからだ。現代の脳研究の中心ともいえるこうしたマシンを使えば、特定の作業をしている間の人の脳の活動を一瞬ごとに追跡研究できる。

その頃には、黙想すれば、無限の疑いという個人的な体験に容易に戻れるようになっていたので、そうした体験が脳の活動の特別なパターンとして見られるものなのか知りたくなったのだ。そこで自らfMRIのスキャナーのなかに入り、頭に磁気のコイルを巻きつけ、それが出す大きな騒音のなかで、無限の疑いについて黙想した。助手には我流の瞑想をする、とだけ言い、自分が何をしているかは伝えなかったのだが、その実験結果の画像はきわめて興味深いものだった（次頁図1参照）。悟り体験に関連する特定の脳の部位があることを示唆していたのだ。

私の脳のスキャンでは、脳の後ろの頭頂葉（点線の矢印で示した箇所）の活動が低下していた。一体感を強烈に感じている人たちの脳の状態と同様だったが、それは理にかなっていた。頭頂葉の通常の役割は、脳に入ってくるすべての感覚情報を取り込み、自意識をつくり

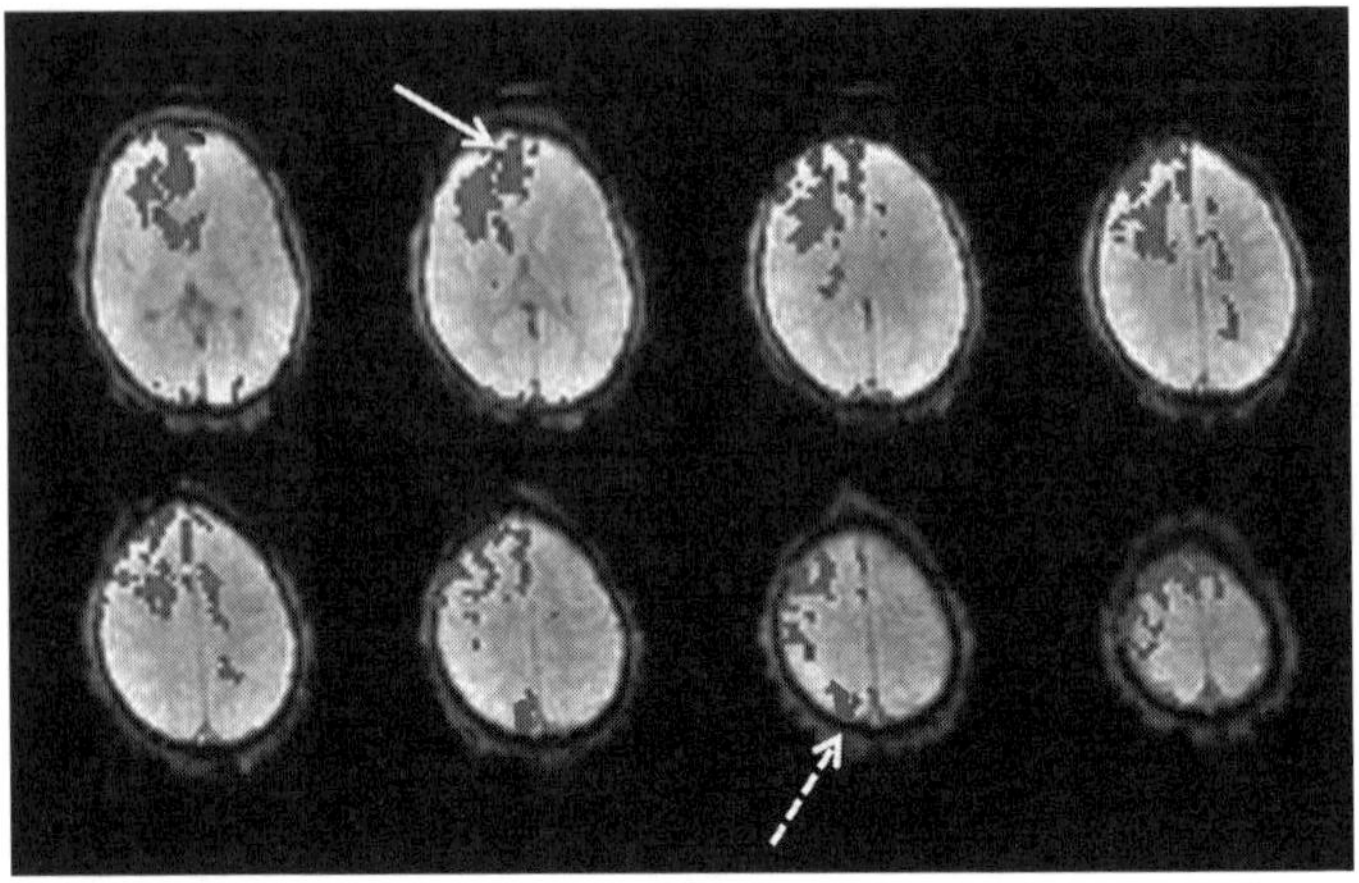

図1

出し、自身と自分以外の世界との関係を確立することだからだ。私はこれを自己と他者の二分法と呼ぶ。したがって、脳のこの領域の活動が低下すれば自己の感覚は失われ、自分自身と周囲の世界の境界はあやふやになる。外の世界と自分の間に明快な境界がなくなることで、世界全体と自分が深くつながっているように感じるのだ。

驚いたことに、私の脳のスキャンでは前頭葉の活動も低下していた（実線の矢印で示した箇所）。通常は、人が聖なる対象物やイメージに故意に意識を集中させたり、祈っているときには、前頭葉の活動は活発になる。そこで私は神秘体験や悟りを体験するにはこの異常な活動低下が必須なのかもしれないと考えたわけだが、本書で紹介したいずれの例も、私のこの直感が正しい可能性を示唆している。悟りは前頭葉の活動の急激で劇的な低下を伴うのだ。そしてそれは人が思考や意図、動作やサウンド、呼吸などを利用して意識的に起こせる変化なのだ。

悟りは「リアル」

われわれが集めた科学的証拠によれば、聖典が語る悟りの内容は、脳の構造と機能を恒久的に変えられる特定の脳神経上の出来事について述べているといえ、したがってリアルだと私は今では信じている。人が神や超常的な存在と実際につながったかどうかはわからないが、究極的には脳のなかで何かとてもパワフルなことが起こっているのだ。

悟りは世界に対応する通常の脳の働きをいったん中断させる突然の意識のシフトを伴うようだ。こうした体験は偶発的にも起きるし、長年の黙想的修行の末に突然、起こることもある。劇的なまたは悲劇的な出来事が引き金になる場合もあるが、いずれにしても共通項があるようだ。悟りは脳の異なる部位への血液の流れの極端な変化によって引き起こされるようなのだ。それが起こると、あなたは新しい見方で世界をみるようになり、驚異的な感動を伴うことも多い。しかし、覚えておいてほしいのは、こうした突然の認知上のシフトはきわめて主観的な体験で、言葉では表現しにくいものであることだ。

集めた調査結果や私が脳をスキャンした人々、そして神秘的な意識の領域に出合った自分自身の体験から、私はこうした体験がきわめてパワフルで前向きな体験であることを認識するに至った。どの時代にも多くの人が悟りを求めてきたのも無理はない。本書のなかで私が紹介する体験談や研究に勇気づけられ、悟りへの自分なりの道程をあなたも探し、見つけることができるようにというのが私の望みだ。

2　悟りとは？

知識―霊的認識―叡智―科学―理由―ワンネス――体性
エクスタシー―覚醒―至福感―純粋性―解放―洞察―真実
超越―自己変革―自己実現―イルミネーション
明瞭さ―心の安らぎ―聖なるもの―啓示―神
空―無私―純粋な意識

歴史上、さまざまな学者がこうした言葉で悟りの真髄を捉え表現しようとしてきた。しかし、悟りの体験はあくまで個人的で、言葉では表現しづらいことが多いため、多くの人が異なる結論にたどり着いたのだ。たとえば、偉大な哲学者のプラトンは、子ども時代から洞窟に閉じ込められて生きてきた人々の「洞窟の説話」で、「悟り」と「小さな悟り」について優美な比較を試みた。

「洞窟で育った人々は、壁しか見えないように鎖につながれていた。彼らの背後では火が燃え、洞窟の壁に影を投げかけていた。洞窟の囚われ人たちはこの影に魅了され、その影はいったい何だろうと思った。時間が経つにつれ、彼らはその影についてさまざまに異なる信条をもち、それが正しいと思うようになっていた。

ある日、囚われ人の一人が鎖を解き、振り返ってみた。すると火が見え、影を作っている他の人々も見えた。最初は驚きショックを受けたその男は、物事が自分が信じていたものとは大きく異なる可能性もあることに気づき、興味をもった。これは、世界観が変わりはじめる最初の『なるほど』の体験で、小さな悟りの例だ。その男は再び振り向き洞窟の壁を見直したが、以前と同じようには考えることができなかった。現実についての部分的な真実を垣間見て、２つの世界の狭間に捕らえられてしまったのだ」

プラトンは話を先に進めた。

「その男は恐る恐る暗闇の洞窟から出てみることにした。目が太陽の光に慣れると、現実の世界に深遠な美を見いだした。さまざまな色彩、木々の形、遠方に見える集落。この時点で、男は『小さな悟り』にあたる焚き火の小さな火と、『悟り』にあたる宇宙の深遠な光の違いを知った。これが悟りの偉大なる体験だ。彼は自分が世界のより偉大な真実を目撃していることを認識したのだ」

この比喩は明快だ。私たちは人生のほとんどを、現実の影だけを見ながら過ごしているのだ。自分自身の意識が生み出した推察や信条の世界は無知の洞窟のようなものだが、しかしそこから自分を解放できれば、私たちは悟りを開くことができる。まずは小さな悟りを得て、やがて、願わくば、自己変革で人生を変えられるのだ。プラトンによれば、これこそが叡智で、人が到達できる最高の気づきと自己実現だ。

歴史上、プラトンの説話と似た体験に出合った人たちは他にもいる。古代ギリシャの数学者、アルキメデスは深遠なる科学の原則を発見したときに、「エウレカ」、「発見した！」と叫んだ。これも小さな悟りといえるだろう。それは偉大な洞察をもたらしたが、彼の人生を変革させることはできなかったからだ。

お釈迦様にとっては、他人の苦悩をなくすすべへの模索は長く困難な道程だった。そして、ついに完全な内なる光明に至り悟りを開いたときに、すべての自己中心的な欲望を捨て、「私は覚醒した」と宣言している。

悟りと小悟の定義

「小さな悟り」（小悟）から「悟り」（大悟）への移行には段階があるとわれわれはみている。

しかし、正確には悟りとは何なのか？　「小さな悟り」を最も簡単に定義する方法は、エンライトメント（enlightenment）という英語のその言葉自体にある。文字どおり、私たちの無知に光を投げかけ、暗闇から自分を引き出してくれることなのだ。部分的な洞察とひらめきは私たちの信条を少し変え、世界観や価値観全体を劇的に変えることになる。そしてそれが、より体験しにくい「悟り」への準備となってくれることが多いのだ。だから、多くの哲学者やスピリチュアルな指導者たちも、悟りは個人が得られる最高の体験であるとみているのだ。世界中の文化圏でたくさんの例があることから、悟りは普遍的な現象のようでもある。

われわれの研究によれば、突然にスピリチュアルな、または神秘的な体験をした人の多くが、その体験中にはすべてが深く関わり合っているように感じる意識の状態にあったと語っている。こうした体験もパワフルではあるとしても、ほとんどの人にとってはつかの間の体験だ。一方、悟りは通常、恒久的に人の物の見方や認識、知識を変えてしまう。人によっては神と自分の違いも完全に消えてしまう。生き物と自然、宇宙との完璧な一体感を感じる人たちもいる。そして、ほとんどすべての人が、その体験は世界のどんなことよりもリアルだと感じている。「真実」が見いだせたのだ。「神」に触れ、洞察を得たのだ。

では、こうした体験は「小さな悟り」なのか、「悟り」なのか？　科学的見地からは、なんとも言えない。どれほど大きな悟りを体験したのかについては、個人的で主観的な評価、または他人の意見になってしまうからだ。実際、スピリチュアルな悟りに関しては、悟りを開いたと感じるのはその人の妄想に過ぎないと批判する否定派も出てくる。おそらく、だからこそ既存のオーソドックスな宗教の多くが、より深遠で偉大な真実をみたと主張する人々を迫害してきたのだろう。

しかし、いずれにしても、悟りという言葉は混乱を招きがちだ。たとえば、悟りは東洋哲学の概念でしかない、という見方も西欧では根強い。神とのつながりを深遠に深めてくれる瞑想がユダヤ教やキリスト教、イスラム教にもあることはあまり認識されていないのだ。無宗教の人々も悟りという言葉は敬遠しがちだ。悟りは宗教とは無関係の体験で、西欧型の民主主義の生みの親であることもあまり認識されていないのだ。もちろん、悟りは妄想や夢想に過ぎないと考えている人も多い。この漠然とした言葉にはあまりに多くの文化的、社会的困惑がつきまとうので、ここで簡単に歴史を振り返ってみたい。

東洋の神秘的な悟り

東洋の哲学者の多くは、悟りは個人が得られる最高の意識のレベルだと定義する。ヒンズー教では意識そのものが宇宙を出現させた真髄で、悟りとはその根本的な事実と一体になることだとみている。道教では自然の原則、すなわち生命の流れと調和することで悟りが達成できるとする。こうした東洋の文化では、悟りという言葉はよく詩のなかでも語られるし、矛盾するような言い方でも使われている。言葉で表現するのが非常に難しいからだ。たとえば、道教の聖人である老子は「何かを変えようとしたら、それを壊してしまう。何かにしがみつこうとすれば、それを失うことになる」[*1]と書いている。

中国とチベットの仏教では、悟りはとても個人的なもので、継続的な自己実現を通してもたらされるものだとしている。日本の禅宗の伝統では、すべては意識がつくる幻想だという革新的な真実に気づいたときにのみ、悟りが開けるとする。こうした理解は、修行者の通常の考え方を中断させるために利用される禅の公案（矛盾するような物語や断言）に意識を集中させることで達成できることが多い。たとえば、次のような質問をされるのだ。「片手で拍手したときにはどんな音がするか？」（隻手《せきしゅ》の音声《おんじょう》）、または「あなたの元々の顔は？」（本来の面目）。こうした問いに論理的に答えようとしたら、師から棒で叩かれることになる！

何世紀もの間で東洋の悟りの哲学は思想性を失い、神仏崇拝や部族の信条で満ちた民間宗教に変わり、19世紀後半までにはそうした宗教の一部も消えはじめた。20世紀に入るとスピリチュアルな悟りを求める西欧人の若い世代に受けそうな古代の東洋の聖典を多くの学者が現代版にして紹介するようになった。そして悟りの模索者たちはアジアから次々にやってくる無尽蔵のグルたちを喜んで受け入れた。多くの人々が向精神性のドラッグや、スピリチュアルな、または神秘的なさまざまな外来の儀式を試すようになった。南米のシャーマニックなトリップ、シーク教の詠唱（チャント）、スーフィズムのダンス、ネイティブ・アメリカンのビジョン・クエストなどだ。

西欧ではこうした風変わりな修行を試したあとに、医学や心理療法を学びはじめる人々もいた。その結果、伝統的な精神修行だった瞑想やヨガがきわめて効果の高いストレス削減戦略に変貌し、今では米国中の大学や病院でも教えられている。タイム誌はこの流行を最近「マインドフルネス革命」と名づけた。[*2] 宗教性を取り除かれたこうした修行は学校でも教えられ、企業社会にも急速に浸透している。言い換えれば、そうは認識されていないとしても、悟りについての東洋の見方が米国の一般社会の一部に統合されているのだ。

西欧の神秘的な悟り

東洋の哲学には悟りという概念がしっかり根づいているが、伝統的なユダヤ教、キリスト教、イスラム教の聖典にはそうした概念はほとんどみつからない。そのために西欧人にとっては悟りが何なのかしっかりとはわかりにくいのだ。結局のところユダヤ語の聖書には神との一体化はまったく触れられていないし、キリストと一体化するといった考え方はおそらく異端視されるだろう。こうした西欧の伝統的な宗教では神が「他の存在」であることが強調される。信仰や聖書の規則、戒律に従うことの方が重要だとされているのだ。

しかし、グノーシス主義は例外で、重要視されるのは神の知識ではなく、自分の体験または宇宙のスピリチュアルなパワーとの神秘的な一体化だ。「グノーシス」という言葉は初期のキリスト教徒が「体験による知識」という意味で名づけたものだが、[*3]その概念はキリスト教より何世紀も前に生まれていた。実際、宇宙のスピリチュアルな次元にある聖なる真実によって悟りを得るという「啓示」の考え方は紀元前３００年から紀元後６００年の間にもてはやされていた。中東全域に預言者が数多く現れ、さまざまな宗教が成立した時代だ。

その頃には宗教間の競争や政治勢力による宗教迫害も多発した。マニという名のバビロニア人がペルシアで確立したマニ教もその一例だ。マニは「光の使徒」、崇高な「イルミネーター」として知られるようになった。[*4]モハメッド（マニの３００年後に生まれた）と同様に、自分はアダムに始まり釈迦やゾロアスター、キリストにつながる預言者の継承者だと主張した。マニの天文学は死海文書に出てくる話と似ていて、光と闇の勢力が戦いつづけるというものだった。したがって、悟り（エンライトメント）は人のなかに閉じ込められた光を解放することで悪魔を退け、偉大なる父と光の母を再び合体させることだった。こうした古代の物語が、人々は暗闇のなかに囚われ天の世界の光から隔絶されているとしたプラトンの洞窟の説話と酷似していることに注目してほしい！

マニ教は素早くヨーロッパ中に広まり、中国やチベットにまで到達した。これは悟りに関する宗教的解釈の情報が古代から交換されていて、それが初期のユダヤ教、キリスト教、イスラム教に深い影響を与えたことを示している。聖アウグスティヌスさえも、その『告白』（岩波文庫、中公文庫）のなかで、「今日の私たちにとって最もなじみ深いキリスト教の教義はその形成の過程でいったんマニ教を歓迎したがやがて拒絶した」と述べている。そのために、当時のヨーロッパや中東に受け継がれていた悟りに向けた伝統の多くが迫害を受け、結局は絶滅に導かれたのだ。

12世紀から16世紀にかけての中世期には、神との神秘的な一体化を奨励する修行がユダヤ教のカバラやイスラム教のスーフィズムといった密教的な伝統のなかで開花しはじめた。キリスト教の神秘主義では、神と一体になるよりも、神の御前に臨在するという概念の方が好まれた。たとえば、真摯に神を知りたい人へのガイドとして匿名で書かれた『不可知の雲』（エンデルレ書店、現代思潮社）という13世紀半ばの教典があるが、その題名が示すように、すべてを超越する神の存在を体験したければ、己の知性は放棄しなければならないとしている。この初期のキリスト教の黙想的修行が、1970年代になって、センタリングの祈り（内なる静謐《せいひつ》を重視する瞑想法）として現代カトリック社会に再登場した。しかし、「悟り」という言葉自体は西欧の宗教の教えのなかには今でもほとんど見いだせない。

西欧の論理的な悟り

ヨーロッパでは悟りという考え方はまったく異なる方向に進み、結局は、すべてのスピリチュアルな、魔法のような、または超常的な現象からは距離を置くようになった。悟りという言葉はまず14世紀末に、物知りで教養のある輝かしい人のことを指す言葉として使われはじめた。しかし、ルネッサンスがヨーロッパ中に広まると、東洋、中東、ロシアからさまざまな密教的修行が混じり込むようになった。錬金術、占星術、数秘術、霊媒、タロットカードの読み手や宇宙の秘密を明かすと主張するさまざまな神秘的な指導者などが市場に溢れ、それぞれ、自己ブランドの「悟り」を約束するようになった。

カトリック教会はそうした「異教」の流行を迫害し、その結果、数十万人にのぼる人々が死に追いやられたとみられている。何がこうした人類の殺戮《さつりく》をもたらしたのか？　啓蒙時代、または理性の時代と呼ばれる新たな哲学的な潮流だ。当時のそれはローマ法王や政治に対するイデオロギー上の戦いで、西欧の歴史上で最も偉大な知識人、芸術家、宗教改革者を生み出した。ベーコン、スピノザ、ロック、ヒューム、デカルト、ニュートン、ボルテール、ルソー、そして、アメリカのフランクリンやジェファーソンだ。

悟りには新たな定義が生まれた。イマヌエル・カントは、無知の状態からの人の意識の解放とし、[*5]他の人々は宗教からの解放とした。歴史学の教授のドリンダ・ウートラムは競合する概念を次のように概説している。

悟りとは、信仰や迷信、啓示ではなく論理性に導かれたい、宗教や伝統ではなく科学で実証されたことを信条としたいという人間の欲求だ。[*6]

東洋哲学が語る悟りは論理的な思考、黙想的な内省や科学的洞察による「なるほど」体験に過ぎないと矮小化されたのだ。

アメリカのスピリチュアルな悟り

超常的な信条を一掃しようとする試みは成功しなかった。その代わりにロマンが生まれ、新たな悟りのかたちが生まれた。超越主義だ。自然への愛、性、芸術などで表現される人間の精神の歓びに浸ることで人は悟りが開ける、とするものだ。

悟りという東洋の概念はヨーロッパでは破壊されるどころか人気を呼び、神秘主義はアンダーグラウンドに潜行し、19世紀のアメリカで力強く蘇った。超越主義はハーバード大学などの神学部に素早く取り込まれた。神、宇宙意識、聖なるスピリットと一体になることを信者に奨励するユニタリアニズム、クリスチャン・サイエンスやカリスマ性のあるさまざまな新たな思想運動に超越主義が見いだせる。そうした体験で「悟り」または「小さな悟り」を得れば、人生を変革させる結果にもなりうる。

１９００年代初頭までに、東洋の悟りに対する見方の多くは一般的なキリスト教に浸透し、アメリカにおける宗教とスピリチュアリティのあり方を恒久的に変えた。突然、神を通じて悟りを求めさえすれば、誰もが「小さな悟り」や「悟り」に到達できると考えられるようになったのだ。言い方を換えれば、自分たちのスピリチュアルな信条に深く入り込めば、誰もが「覚醒」できるということだ。

心理学における悟り

19世紀末になると悟りは北米の医師や精神科医の間でも大きなテーマとなった。その皮切りはアメリカの心理学の祖とされるウィリアム・ジェームズがスピリチュアルな覚醒の実話を集めたことだった。ジェームズは『宗教的経験の諸相』（岩波文庫、日本教文社）という自著のなかで、うつ病に悩んでいたが突然、悟りを開いたというトルストイの思い出話を引用している。

　それまでつねに頼っていた何かが自分の内側で壊れたように感じた。しがみつくものを失い、私の人生は道徳的な意味で停止した。見えない力がなんとか私の存在を消そうとしていた……。

　初春のある日、私はひとり、森のなかで不思議な雑音に耳を傾けていたことを覚えている。その音を聞きながら、私はそれまで3年間にもわたり私の心を占めていた神の希求を思い出した。しかし、神についての考え方を、私はいったいどうやって思いついたのか、と私は自問した。

そう考えたとき、人生への感謝と意欲が湧き上がってきた。私のなかのすべてが覚醒し、その意味を受け入れた……。「なぜこれ以上求めるのだ？」と私は内なる声に尋ねられた。神はそこにいた。その存在なしでは人は生きられない。神を認めることと生きることはひとつで、同じことなのだ。神とはつまり生命そのものだ。それならば！　生きることで神を求めるのだ。彼なしの生はありえないのだから……。

このあと、私の内なる世界や私自身はかつてなく明瞭になり、その光が完全に消えてしまうことはなかった。私は自殺から救われた。その変化がそのときに起きたばかりだったのか、いつ起きていたのかはよくわからない。無感覚のまま私の内なる生命力が少しずつ消えていき、私は道徳的な死の床に就いていたのだが、同様に気がつかないうちに少しずつ生きるエネルギーが戻ってきた。おかしなことに、戻ってきたエネルギーは目新しいものではなかった。幼い頃からの信条の力で、それは人生の目的はよりよい人間になることだけだ、という自分の信条だった。私はそこに人生はないと認識して一般社会での人生をあきらめていたが、人生はまさにパロディで、その超流動性が単に私たちを理解から妨げているだけなのだ。[*7]

トルストイはウィリアム・ジェームズが「対話」と呼んだ体験をした。気づきが少しずつ彼を最初の疑問に導き、キリストの教えを腐敗させたと考えて既成宗教を拒否した。[*8] デカルトと同様に、トルストイはすべてを疑った。論理、理屈、知識、そしてとくにキリスト教の聖典をだ。しかし彼はやがて神は「無限」だと気づいた。神は正しく理解すれば、私たちが一体となってお互いに愛し合えるように導いてくれる存在なのだ。[*9] この悟りのあと、トルストイはその後の人生をキリスト教の教義の書き換えに費やした。

ジェームズがこの物語を重要視したのは、人が悟りを体験すると、古い宗教の教義はまやかしに思えてくる、という共通項を含んでいるからだ。ジェームズにとっては、これは単なる宗教上の気づきではなく、人の人格における心理学的な変革だった。

ジェームズが彼を著名にした講演の準備をしている頃、カナダでも精神科医のリチャード・モーリス・バックが、現実に対する新たなビジョンを自分に与えてくれた、彼自身の悟りの体験談を出版している。

何の前触れもなく、まったく突然に、私は炎の色の雲に包まれたような感じがした。一瞬、私は火事だと思った。大きな都市が突然、炎に包まれた、と。次の瞬間、その光は私自身の内なる光だと気づいた。その直後に、歓喜、深遠な歓びを感じ、そのとたんに、今度は表現しにくい知的なイルミネーションを感じた。その後の人生でもまったく起きたことのない、素晴らしい輝きの稲妻のような光が一瞬、私の脳に入り込んだ。私の心は至福感に包まれ、天国にいるような余韻を残した。……そのイルミネーションは一瞬にも満たなかったが、その効果は測りようもなく、私の意識がそのときに見せられたものが真実であることには疑う余地がなかった」[*10]

この体験により、バックはその後の人生を精神病患者の救済に捧げた。トルストイは宗教を拒否するようになったが、無宗教だったバックはスピリチュアルで神秘的な世界の伝統の探求に乗り出し、20世紀を代表する書物となった『宇宙意識』（ナチュラルスピリット）を1901年に出版するに至った。この書と『宗教的経験の諸相』の2冊により、スピリチュアルで超越的な体験に関する正式な学術研究が行われるようになった。

ジェームズは悟りを次の有名な言葉で概説している。「自然な人生とスピリチュアルな人生というふたつの人生があり、片方に参加するにはもう片方を失わなければならない」。ジェームズはまた、変容意識に至るのは「脳神経がそう条件づけられているからだ」と主張した最初の人物で、彼の直感が正しかったことはわれわれの脳のスキャンの研究が証明した。

バックはジェームズのように、「宇宙意識」の過程の共通の要素を特定しようと試みた。次がその要素だ。

・「内なる光」の主観的体験
・倫理的、またはスピリチュアルな価値観の深まり
・知的輝きの増加
・不死または永遠性の感覚
・死への恐れの喪失
・罪悪感の喪失
・一瞬にして起こる覚醒
・人格の恒久的な変革

最後の概念はとくに悟りを示している。それまでとは異なる人になるのだ。自己変革を経て人格が変わり、あなたの価値観も変わった。自分とすべての関係への見方が変われば、それは多くの場合、人生を新たな方向、目的に導くことになる。

他にも悟りのクオリティを表現するリストをつくった心理学者たちはいる。たとえば、ア

ブラハム・マズローは、彼が「自己実現」と呼ぶ、究極的には悟りを開いた意識のレベルに至る人間のニーズの優先順位を提唱した。ジェームズやバックと同様にマズローは、悟りは自然に発達する生物学的な意識の状態だと主張した。他の研究者はジェームズやマズローの定義を拡大し、自然との一体感、時空感覚の喪失、自己のアイデンティティの消滅、生命に対する聖なる意識などをリストに含めるようになった。

悟りとあなたの脳

「悟り」も「小さな悟り」も脳に深遠な影響を与えられる。洞察（「なるほど」の小さな悟り体験）の短い一瞬に、多くの神経領域に一時的な変化が記録されるのだ。しかし、われわれや他の研究者のこれまでの研究結果によれば、そうした数多くの小さな悟り体験も脳を大きく変化させ、現実に対する私たちの見方を変化させることがある。悟りをあなたが体験できるとは誰にも約束できないが、おそらくそれは重要なポイントではない。重要なのは悟りに向けた道程に自分がいるかもしれないことを認識することだ。そして、その過程を通じて、脳の機能を改善していけるという証拠もある。

たとえば、「悟り」や「小さな悟り」の希求によって、感情や認知を司る脳の部位に長期的な変化が起こせるという証拠もわれわれは集めた。人が意識上で劇的なシフトを体験すると、感じ方や考え方が変わるのもそのためだ。

通常、脳はゆっくり変わると考えられがちだ。脳が新しいスキルを修得し、すべての体験を吸収して意義あるものにするには時間がかかる。しかし、悟りの過程をみると、脳は瞬時に変わることもできるようだ。どうしてそんなことが可能なのだろうか？　それは次の章で述べていくが、そうした機能がもともと人に備わっているというのも答えの一部だ。それをどう見つけるかが問題なだけなのだ。

悟りの写真を撮る

人類の悟りの模索の舞台は今では世界の神経科学の研究室で、瞑想している人の脳のなかで起こる神秘的な体験の神経活動をリアルタイムでマッピングできる巨大な磁気のドーナツのなかだといえるだろう。脳のどの部位が影響を受けているかが見え、神秘体験に伴う利点や欠点も計測できるのだ。

マインドフルネス瞑想といった穏やかな黙想的修行により人のムードや同情心、自己認識が改善できることは知られている。しかし、悟りは別物で、突然で強烈な意識のシフトを伴う。それは故意に求めていたとしても、見つかるかどうかはわからない。人によっては一夜にして起こりうるし、何年、何十年かかることもある。

なるべく早く悟りを開こうと意気込んで仏教の僧院を訪れた青年の素晴らしい物語を紹介しよう。男は仏教の師にこう尋ねた。「私が悟りを開くには、どれくらい長くかかるのでしょうか？」。師は答えた。「10年はかかるだろう」。男は言った。「10年ですか！　10年もかかるのですか？」。師は答えた。「あぁ、わかった。あなたの場合には20年だろう」。「なぜ、20年というのですか？」と男はいらつきながら尋ねたが、師は言った。「あ、すまん。間違えた。あなたの場合には30年だ」

言い換えれば、悟りを開こうと努力すればするほど、悟りに逃げられるようなのだ。私の場合もそのとおりだった。真実を外界に求めるのをあきらめ、内なる、というか、より崇高な過程に身を任せなければならなかった。そうすることで、「無限の疑い」に導かれたのだ。それは、闇のなかで何かを見ようとすることに似ている。目を凝らせば凝らすほど、見えにくくなる。しかし未知の世界に身を任せ、目を使って見ようとせずに他の感覚をオープンにすれば、自分の記憶や古い信条から自分を解放し、自分が置かれた状況に新たな「光」をあてみることができるかもしれない。
人によっては悟りは命綱の端にすがりついているときや生死の瀬戸際で訪れることもある。人生の価値を完全に再評価させられるのだ。または、妊娠したり、生まれたばかりの赤ちゃんを初めて見たり、といった大きな人生の転機で小さな悟りを体験する人もいる。しかし、最も興味深いのは、どこからともなく突然に現れる悟りだ。われわれのオンライン調査に寄せられた体験談にもそうした例がある。次に紹介するのは51歳の無宗教の医師の体験談だが、彼は友人を助けに行くためにトラックを運転していただけだった。

トラックで長い橋を渡っていて、私は突然、自分の認識に何らかのシフトが起きたのを感じた。橋と自分が運転しているトラックと自分自身の境界が曖昧になり、こんな想いが浮かんだ。「すべては同じで、君と何の違いもない」
そのまま運転を続けていたが、目に映るすべての物が「同じ」に感じた。すべてが「同じ」だった。(この体験には深遠で聖なるクオリティがあったので、カッコつきにした)
私は歓びのオーラに満たされ、その歓びはどんどん高まった。私は自分の意識も観察していたのだが、一列に並んだドミノのコマが順番に倒れるように自分の思考が崩れていくように感じた。自分のすべての「問題」が解決されたというわけではなく、疑問自体がなくなったことにより問題が消えたのを観察した。私はこう考えた。「私はただ道を失っていただけで、いまそれを見つけた。私はこの聖なる『同一』のすべてなのだ」

数分後にその「理解」は消えはじめた。しかし、この体験は私の人生を恒久的に変えた。いつも現実を感じるリアルさ以上にリアルに感じた体験だった。真実は明かされ、私はかつて自分が生きていた古い現実で幸福を求めることの不毛さに気づいた。

これは突然自発的に起きた体験のみごとな一例だ。パワフルな感情、そして一体感と永遠の感覚に満ちたこの体験はどこからともなく突然現れ、劇的にこの人に新しい世界観を与えた。この例が示すように、悟りは体験した人の思考を明瞭にし、信条全体を変えることが多い。

過去1世紀以上の研究を通じて、悟りには共通のパターンがあることがわかってきた。「小さい悟り」であれ「悟り」であれ、それは個人の成長の過程となるという見方だ。私たちはそうした「覚醒」を個人的に独自に解釈する。悟りの大小や、瞬時だったか緩慢な過程だったかにかかわらず、個々の新たな洞察が体験者の意識を成長させてくれるのだ。

3　悟るときにはどう感じるのか

神秘的な状態になると私たちは絶対性とひとつになり、ワンネスに気づく。これは風土や信条にかかわらず時代を超えて人類が体験してきた神秘的な現象で、ヒンズー教、ネオ・プラトニズム、スーフィズム、キリスト教神秘主義、ホイットマン主義でも語られている内容は同じだ。

ウィリアム・ジェームズ『宗教的経験の諸相』[*1]

世界のスピリチュアルな文学のなかには悟りの体験を表現した有名な物語も多いが、現代世界ではどれくらい多くの人々が同様の体験をしているのか私は知りたくなった。そこで、先に記したように、驚異的な出来事のさまざまな側面を探るべく、オンライン調査を開始した。

最もパワフルでスピリチュアルな、または自己変革となる体験について書いてくれるよう人々に奨励した。この手段で私は約二千件の驚異的な物語を集め、人々の「悟り」や「小さな悟り」体験の共通性と独自性を比較し、悟りの心理的、精神的効果を測ることができた。たとえば、自分の認識が大きく変わったときには、人はどう感じるのだろうか？　そうした体験をしやすい年齢や性別、または経済状態があるのだろうか？　悟りを触発するための特別な「スイッチ」があるのだろうか？　収集したデータをもとにすることで、悟りに至る体験が意識や脳にどんな影響を与えるのか、その関連性がわかりはじめたのだ。

スピリチュアルな体験の調査

悟りの性質について調べるにあたっての最大の問題のひとつが言語だ。実際、調査に答えてくれた人の大半は的確な表現を見つけるのに苦心し、まわりくどい比喩や引用、強調表現(「**人生**は枝分かれした木だ」とか「力の代わりに**チカラ**」といった表現)で、言葉で説明しづらい体験を何とか表現しようとしていた。この問題への対処として、私は人々に自分のスピリチュアルな体験を自分なりの言葉や方法で書いてくれるように奨励した。同時に、「悟り」と「小さな悟り」を区別するためには、的を絞った質問をすることも重要だと気づいた。

私は、その人の人生で起きた変革のまさに真髄を捉えたかったのだ。たとえば、それによって苦悩が取り除かれたのか？　その人の信条のすべてを変えたのか？　人間関係や宗教、仕事の方向性も変えたのか？

私は他の研究者がしたことのなかったような質問ができるウエブサイトをデザインした。「その出来事の前後にどう感じましたか？」「どんな感情をもちましたか？」「その稀《まれ》な意識の状態に出合った結果、どんなふうに行動が変化しましたか？」「それはリラックスできる体験でしたか？　それとも刺激的な体験でしたか？　心安らぐ体験でしたか？　それとも嫌な体験でしたか？」。そして最も重要な質問は「その体験をどれほどリアルに感じましたか」。

私はこの調査をオンラインに掲載し、行く先々で悟りのような体験をもつ人々に出会うと、彼らの人生の詳細を投稿してくれるよう奨励した。さまざまなスピリチュアルな伝統をもつ人々、学生、教師、企業幹部など、世界中の人々から回答を得た。

回答者には自分のプロフィール、宗教観、スピリチュアリティや死生観、どれほど長い間、答えを模索してきたか、といったさまざまな共通の質問にも答えてもらった。彼らの子ども時代や家族の信条も調べ、彼らが得た気づきによってそれらが変わったかも確認した。悟りの体験が幻覚誘発剤によるものか、臨死体験によるものか、宗教的な集いや熱心な瞑想や祈りによるものかも調べた。

調査にあたっては、精神修行を実践中の脳のスキャンの研究でわかったことを参考にし、特定な脳のプロセスに直接関わるとみられる情報も集めた。たとえば、信じられないような歓喜を表現している人がいたら、その人の脳のなかでは前向きな感情を司る部位が強烈な刺激を受けたと推察できる。または神との強い一体感を感じた人がいたら、その人の頭頂葉が影響を受けていたはずだと考えられる。頭頂葉は他人とのつながりや一体感を司る脳の部位だからだ。もし、突然に愛や慈愛の気持ちに満たされた人がいたら、その人の脳では洞察、社会認識、他人に対する好感に関わる部位の活動が活発になっていた可能性が大きい。

悟りの要素

私がとくに知りたかったのは、人の宗教や信条が、体験のタイプに影響するかということだった。もし、調査の回答者が全員教会に通うキリスト教徒なら、仏教徒や無神論者は異なる体験をするのかどうかはわからない。だから、回答者がまさに多岐にわたっていたことを知って私は喜んだ。金持ちも貧困な人もいたし、人種もさまざまだった。回答者のほとんどはアメリカ人だったが、15％は世界のどこか他の国に住む人だった。男女はほぼ同数で、年齢は18歳から82歳までいた。回答者の大半はメジャーなキリスト教徒だったが（カトリックかプロテスタント）、ユダヤ教徒、イスラム教徒、ヒンズー教徒、仏教徒も多かった。無神論者も25％いたが、この結果は宗教観に関する他の調査結果とも一致していた。われわれの調査の回答者の多くは不可知論者、スピリチュアリスト、または、さまざまな宗教を自分なりに取り混ぜて本格的にまたはカジュアルに修行している人々だった。

では、われわれは何を発見したのか？　分析の結果、悟りには5つの基本的な要素があり、それは概してすべての人に共通だ、という画期的な結論が得られたのだ。

1　一体感やつながりの感覚
2　信じがたいほど強烈な体験であること
3　明瞭な感覚と根本的に新たな認識
4　明け渡しの感覚、自発的コントロールの喪失
5　自分の信条や人生観、目的意識などが突然、恒久的に変わってしまった感覚

しかし、こうした要素を本人がどう解釈したかについては、人によって大きな違いがあった。たとえば、何と一体感を感じたのかについての答えは自然、宇宙意識、または神という場合もあるのだ。たとえば、65歳のユダヤ教徒のアメリカ人は次にように表現している。

すべての宇宙のなかにあり同時にすべての宇宙を超越する最もパワフルな創造力か創造者と自分がエネルギーとして混じり合い、ひとつになったような気がした。その瞬間、私は私という個人の意識でもあり、同時に「神」（実際には他に表現の仕方がわからないからそう書くのだが）の一部でもあった。私は強烈な歓喜のなかに浮かび、私の存在はすべてと親和していた。

次に挙げる43歳のインドに住む女性の表現を読めば、一体感に関する類似性がわかるだろう。

プラニック・ヒーリング（手でからだの一部にエネルギーを送る手法のひとつ）に参加していたときに、涙が頬を流れた。そして、私はすべての存在との「ワンネス」を感じた。自分のからだがとても軽くなり、自分と外界の境目がなくなったように感じた。「自己」の感覚がなくなる、とても特異な体験だった。

このふたつの例は共に一体感を語っているが、一例では神との神聖なつながりの感覚があったとし、もう一例ではすべての存在と現実そのものとのつながりを表現している。しかし、後者には、東洋の聖典でよく描かれる、自意識の喪失という、もうひとつの悟りの特徴も含まれている。自分自身が文字どおり消えていくように感じるのだ。「私」は存在せず、ひとつの認識や体験の全体性しかない。

ここでちょっと考えてみてほしい。自分の感覚や自意識がなくなるような体験をあなたがしたら、どう感じるだろうか？　とても恐ろしい体験のようにも聞こえる。なぜなら、脳は自己のアイデンティティを利用して自分と他人や世界を区別しているからだ。もし、「私」や「あなた」や「私たち」や「それ」がなくなったら、すべてが混じり合ってしまう。分かれ目はなくなるが、人間は通常、そうした類の体験はとっても気持ち悪いと感じる。また言語でそれを表現するのもきわめて困難だ。なぜなら通常、私たちの脳は言葉の助けによって、自分のからだと外界を隔てているからだ。

私は「無限の疑い」を体験していたときに、同じような気持ちを抱いた。結局のところ、自分自身までも疑いの対象になったのだ。他のすべてと深遠につながるにつれ、自分自身のアイデンティティとのすべてのつながりを失ったように感じた。興味深いことに、それはわれわれの脳のスキャンの研究に参加してくれた仏教徒やフランシスコ派の尼僧が報告してくれた気持ちとも同じだった。彼らがワンネスまたは自己の喪失を感じた瞬間に、彼らの頭頂葉の活動は急低下した。「自己」と「他者」の任意的な区別をつくり出す脳の部位である頭頂葉は、外のものに対して自己を位置づける助けになってくれる。したがってその活動が減少すれば自己意識が減少するのだ。境は曖昧になり、私たちは神や自然、宇宙といったすべてのつながりを感じるようになる。それはその人の宗教や文化背景とは無関係のようだ。通常は悟りと関係づけられるこのパワフルなつながりの意識と一体感を感じる神経上の能力は、私たちすべてが備えているのだ。

悟りのふたつめの要素、「強烈さ」はワンネスの感覚に関連していることも多いが、悟りの他の構成要素に関連している可能性もある。突然に深遠な歓びや愛を感じたり、またはきわめて美しい音が聞こえたり、明るく眩《まばゆ》い光を見る人たちもいた。次のような43歳の男性の体験談もある。

私は名前のない個の存在として、純白のエクスタシーの光の波のように、無限のローラーコースターに乗って旅していた。そのエクスタシーは耐えがたいほどで、激しく光の波に乗って高まったり落ちたりした。光の道は両方向に無限に広がっているように見えた。存在の感覚と光はそれまで体験した何よりも無限的でよりリアルだった。

「エクスタシー」「耐えがたいほど」「無限」「純粋」といった感情的にパワフルな言葉を使っていることからも、彼がその体験をどう表現したがっているかがわかるだろう。言葉は個人がその体験の劇的な激しさを表現する助けになる。調査の回答者のほとんどが自分の体験をそうした言葉で表現していた。深遠で強烈な体験をよりリアルに感じ、それが「小さな悟り」を自己変革の「悟り」に高める役に立つようでもある。

悟りの体験で起こる3つめの大きな要素はきわめて明瞭な感覚だ。多くの人はその体験によって人生のすべてが理解できたような気がしたので、自分の人生が変わったと語っている。人生の目的や人間関係の価値、未来に向けての目標がより明瞭にわかるのだ。次に紹介するのは37歳の女性の科学者が深い瞑想中に得た体験だ。

人生のすべてに合点《がてん》がいったようだった。その明瞭さは、まるで人生を内側から見直したようだった。私は保守的な宗教のなかで育ったが科学者だったので、つねに「盲目的な信仰」は拒否し、避けようとしてきた。私の躊躇《ちゅうちょ》にかかわらず、この体験に関しては、証拠を求めがちな私の性格も、直感という概念で満足した。どこか「より奥深い」ところから、証明となる直接体験のようなものを自分の直感が提供してくれたかのようだった。

人生におけるこの新たな明瞭さが彼女の考え方や感じ方、行動を変革させた。「真実への恐れが少なくなったので、よりよい科学者、思考者にもなったようにさえ感じた」

悟りの4つめの要素は起きている体験への明け渡しの感覚で、これはきわめて重要だ。言い換えれば、あなたがその体験を監督したり、それを起こしているのではなく、それがあなたを監督しているのだ。あなたは流れに乗るだけだ。「悟り」、エンライトメントという言葉についてもう一度考えてみてほしい。その光はどこから来るのだろう？　太陽の光のように、それはあなた以外の光源から来る。次に紹介するのは、カトリックのキリスト教徒の女性が表現した明け渡しに関するパワフルな体験談だ。

私は苦悩していた。道を失い、神がいる方向がまったくわからなかった。すべてが暗かった。叫んでも、何も来なかった。突然、神に、「神に頼まれたら何でもするのか？」と尋ねられた。耳で聞こえる声ではなく、むしろ内なる知だった。私は「はい」と答えたが、沈黙にあった。次の日が過ぎ、今度は神に「自分の宗教や信仰、救いも含め、すべてを神のために捨てることができるか？」と尋ねられた。私はびっくりした。神にそんなことを尋ねられることが信じられなかったのだ。私はそう尋ねたのが神なのか、他のスピリットなのかを判断しようと、待った。もう2日ぐらい祈り、苦悩は募った。ついに、同意しないわけにはいかないと感じた。私は自分の信仰や救いも含み、すべてを明け渡した。その理由はただひとつ、神への愛だった。私は深く神を愛していたので神とつながるためには真からすべてを捨てることができた。私が「はい」と答えると、その瞬間に神はすべてを変革させ、私に返してくれた。神は私を解放してくれたのだ。その日から、神と私の関係は新しいものになった。つねに存在し、距離も分離もない。そういうことだったのだ！　何がどう変わったのか？　教義やドグマや儀式への執着がなくなっていた。周囲のすべてに私は神の行為を見るようになったのだ。

自分の核心にある信条に関わる何かに向かって自分自身を投げ出した瞬間に、彼女はより偉大な何かを受け取った。悟りの多くの要素が含まれている体験だ。このケースでは、神との新たな関係が生まれたことで、彼女にとっての宗教の位置づけ全体が恒久的に変わった。古い信仰は崩れ、彼女の世界観全体が変わった。彼女はいたるところに神を見いだしたのだ。恒久的な変化の感覚はおそらく最も重要な要素だ。人のパーソナリティを変革させる「悟り」体験とそうではない「小さな悟り」体験とをより明確に区別できる要素だからだ。たとえば、激しいオルガズムで瞬間的にワンネスや一体感を感じることもできるだろうが、それはその人の人生の方向を変えることにはならない。科学の研究室で仕事をしているときには、自分の仕事に関する明瞭で深遠な洞察を得ることもできるが、1〜2分以上の間、自分が悟りを開いたとは感じつづけることはできないだろう。

われわれの調査では回答者全員が悟りの5つの要素について述べていたわけではない。その体験がどれほど人生を変えたかを明確に語った人も多くはなかった。だから、そのそれぞれの体験が「悟り」だったのか「小さな悟り」だったのかは判断しにくい。実際、人生を変える最も深遠な出来事でも、回答者の感じ方がむしろ控え目なこともある。仏陀自身でさえ、悟りを開いたとは宣言しなかった。ただ、「覚醒した」としたのだ。しかし彼はワンネス、明瞭さ、強烈さと明け渡しを体験した。そして、たしかに、彼の人生は恒久的に変わった。

悟りのユニークさ

調査の回答内容を分析してみると、驚いたことに、比較的似たようなバックグラウンドの人でも体験の内容はさまざまだった。たとえば回答者のほとんどが何らかの宗教を信じていたが、神について触れた人はたった18％のみだった。宗教をもっていると回答した人の半数がキリスト教徒だったのにかかわらず、キリストについて触れた人は4％以下だった。愛についてで触れたのもかろうじて10％で、変革の体験の表現としては頻繁に使われそうな意識や真実といった概念について述べた人は5％以下だった。つまり、誰もが自分の体験を独自の表現で説明しようとしていたのだ。

しかし、性別による違いは見受けられた。男性の体験は世界、宇宙、意識に焦点が置かれがちな一方、女性は神、愛、人間関係や子どもに焦点が置かれがちだった。そうした典型例が次の2例だ。

3人目の子どもを産んだときに、そのあとも再び経験したことがない祈りを体験した。溢れんばかりの歓喜が眠りを挟んで36時間続いた。心のなかで神を賞賛せずにはいられなかったのだ。スリル満点の波に運ばれ抜け出せないような感じだった。抜け出したくもなかった。この賞賛のエクスタシーは少しずつ通常の意識のレベルに下っていき、ゆっくり薄れていった。天国に神様と一緒にいたらこのようなエクスタシーを感じるのかもしれないと私は思った。

この女性の場合には出産が引き金となり激しいスピリチュアルな体験をしたが、それは少しずつ消えていき、彼女の信条や行動に恒久的な変化はもたらさなかったようだ。したがって、「悟り」の特徴は備えていなかったことは明らかだ。しかし、こうした「小さな悟り」の体験は人生を変革させる未来の体験への道を拓くのだとわれわれは考えている。

この体験を次の70歳の大学教授の男性の体験談と比べてみよう。

私はその儀式に参加する人々がもつシャーマニズムについての信条について観察していたが、スピリチュアルなグループのメンバーになることや儀式に参加することにはあまり興味はなかった。変容意識を体験し深遠な影響を受けたことがあったので、私の宗教観はメタフィジカルな哲学とでも言った方がよいものだった。

このふたつの例が示すように、概して男性は地球視野というか「より大きなスケール」で物をみる傾向がある一方、女性は「コミュニティーや家族」といった視点に立つ傾向があるようだ。言い方を換えれば、男性は抽象的な考えに焦点を起き、女性は人間関係に焦点を起きがちだ。もちろん、そうでない場合もある。われわれの調査でも、多くの女性が「大きな概念」に触れていたし、自分の家族について顧みていた男性も多かった。しかし、概していえば、性別の違いが悟り体験の中身や方向性に影響しているようだった。

人間の脳神経やホルモンの特徴には個人差があるし、脳は性別にかかわらず誰もが少しずつ異なる働き方をしている。男性と女性の間で悟りの解釈が異なるとしてもその恩恵や結果は大きな意味では同じだ。誰にとってもその体験は人生を変えるものであり、一体感、明瞭さ、強烈さ、そして明け渡しという要素も必須のようだ。

その他の共通項としては、「フォース」「エネルギー」「パワー」といった言葉がよく使われていたことも挙げられる。それらは神やスピリチュアリティについての質について触れた言葉だが、ありふれた表現が使われていないことからみても、悟りは「人間のような神」といった聖典で使われる概念を超越していることがわかる。これはもうひとつの重要な発見にも関連している。それは、激しく個人的なスピリチュアルな覚醒が起こると、回答者が幼い頃から教えられてきた教義どおりの宗教への信仰は弱まるらしいということだ。先に記したカトリックの女性の体験をみれば、彼女がいかに伝統と教義から離れ、それらとは大きく異なるスピリチュアリティの感覚をもつようになったかがわかる。

悟りを経て完全に宗教を捨てた人もいる。

ほとんどの場合には、悟りの体験を経てスピリチュアルな希求は深まっている。実際、回答者の10%は「宗教」への関心は10%低下したとしているが、89%はスピリチュアルな活動が増加したとしている。回答者の多くは、自分が幼い頃からもっていた宗教は、自分の体験について適切な態度を示していないと感じている。だから伝統的な教義には背を向け、より個人的な希求を始めたのだ。それでも、特定の宗教を信じていると断言した人のうちの50%以上が自分の信仰は深まったと感じている。ほぼ全員が自分の人生に新たな意味と目的を見いだしている。

悟りのリアルさ

ふだん私たちは現実を当たり前のように思っている。自分の家や車を見てそれが幻覚かと自問したことがあるだろうか？　おそらくないだろう。しかし、実際には自分が持っている本が現実だと推測できるのか？　たいがいの場合、人の脳は何かが現実かどうかは気にしない。視覚や音、さらにはファンタジーにしろ、そのマッピングが役立つかどうかしか脳は気にしないのだ。夢を見るときでさえ、私たちの脳はそのときの体験が現実かどうかは問わない。目が覚めたときだけ気にするのだ。なぜなら、毎日すべきことを果たすうえでは夢は役に立たないことが多いからだ。

私は若い頃、恐竜に追われている夢をよく見た。恐竜はすでにこの世界に存在しないことは知っていたが、夢のなかでは全速力で走って逃げていたので、起きたときには息切れがしていたほどだった。私の脳は恐竜を現実として捉えたのだ。しかしその1～2分後には、覚醒した私の新たな意識が「それは単なる夢だった」と自分に言い聞かせるのだ。

悟りの場合には異なる。調査の回答者は誰も「よい体験だったが、ファンタジーに過ぎなかった」とは言っていない。毎日の現実を夢以上にリアルだと私たちが感じるのと同様で、悟りは毎日の現実以上にリアルなのだ！ 60歳の精神科医は次のように書いている。

私はその体験を実にリアルに感じた。現実以上にリアルだった。太古からある何かパワフルなものにつながり、そのなかに足を踏み込んだような気がした。日常生活では体験することがないような何かにだ。そしてそのつかの間の超越的な時間のなかでのみ、私は本当にイキイキしていた。人生そのものよりもリアルに感じたのだ。

私の調査には「その体験はファンタジーや幻覚と比べ、どれほどリアルでしたか?」という質問も含まれていた。その回答はほぼ全員一致で、「きわめてリアルな出合いだった」としていた。興味深いことに、私も含め神経科学者はこの問題には答えられていない。私たちはなぜ何かをリアルだと思うのだろうか？　そう判断するのは脳のどの部位なのだろうか？　われわれが行った脳のスキャンはひとつの可能性を示している。われわれは多くの研究結果から、精神修行や激しい体験は感覚情報を処理し脳の異なる部位のコミュニケーションを助ける脳の中央部の組織である視床にパワフルな影響を与えることを知り、そのことに注目していた。深遠でスピリチュアルな状態になると視床に大きな変化が起きるために、悟りがきわめてリアルに感じられるのかもしれない。

悟りの体験のユニークな特質であるこの現実性のパズルに必要なもうひとつのコマがある。目覚めたとたんにリアルではなかったと感じる夢とは異なり、悟りの体験は毎日の体験以上にリアルで、それは数年後に振り返ってみても変わらない。昨年見た夢を、その後の人生よりもリアルだと感じるようなものなのだ。きわめて不思議で信じがたいことだが、われわれの調査の回答者の90％以上が、その体験は通常の毎日の体験以上にリアルだと感じつづけている、と回答している。

これは悟りに変革をもたらす効果があることを示しているのだろう。その後の人生にわたって変化が維持されるようだからだ。この体験をもったほとんどの人々は脳で認識できる以上の「より偉大な」「より真実の」現実があることを知ったのは心地よい体験だったとしている。ほとんどの回答者は、そのときに深く感じた感覚によって、その後の心配や恐れが弱まったとしている。それが悟りの役目のひとつだ。私たちの苦悩や苦悩の要因のリアルさを減らしてくれるのだ。

悟りは恒久的

先に述べたように悟りは恒久的に続くという特徴がある。私たちの価値観、信条、さらには習慣や振る舞いなど、人生の主な側面を変えてしまう出来事なのだ。
次に紹介するのは53歳の男性の人生を恒久的に変えた体験だ。

「祭壇の前での集い」の間、牧師は私の上に手をかざし、その周囲を教会の信徒が囲み、私の救済を祈ってくれた。私はスピリチュアルな存在を感じ、私の心に語りかけてくる声を聞いた。この存在とつながろうと意識的に決心した瞬間に、無慈悲で頑《かたく》なになっていると感じていた私のハートのあたりで変革が起こったのを感じた。過去の私は無法者で不道徳な行為もしてきたが、後悔したり涙を流したことはけっしてなかった。しかし、私の救済が行われたその晩には、私の「頑なさ」は崩れ、自分の内側に「温かいオイル」としか表現しようのないものが流れるのを感じた。その瞬間から、私の日々の考え方が変わりはじめた。過去に何度も試みていた喫煙を完全にやめた。それまでは私の日常的な行為だった不法行為もやめ、ドラッグにも興味を失った。数ヶ月後には私はその宗派の牧師になる決心をしていた。

彼は、セラピーでは治りにくい、個人的な深刻な問題も克服できる変革を体験した。たった1日で彼は別人となり、依存症も瞬時に消え去った。われわれの調査結果には、個人の行動を変革させる驚異的な体験を語ったものが多い。

次頁の表を見ればわかるように、悟りの瞬間を体験した人の80％にとってはその後の人生はより意義深く、目的意識のあるものになっている。その結果として、友達や家族との関係が改善されたり、自分の仕事への情熱が新たになったり、人生にとって意味ある何か、以前とは別のことをするようになることが多い。死への恐れは劇的に減少し、回答者の56％は健康状態も改善したとしている。生理学的、身体的な面で改善できたと感じているのだ。90％近くの人は自分のスピリチュアルな希求をより好ましく思うようになっている。

	かなり改善	少し改善	変化なし	少し悪化	かなり悪化
家族との関係	32.8%	27.4%	33.5%	4.9%	1.5%
死への恐れ	55.3%	20.4%	23.1%	0.8%	0.4%
健　康	27.9%	28.0%	41.7%	1.7%	0.7%
人生の目的	55.5%	25.3%	16.8%	1.9%	0.4%
宗教心	27.3%	25.2%	37.0%	4.7%	5.8%
スピリチュアリティ	71.2%	18.0%	9.2%	0.8%	0.8%

その体験はあなたをどれほど変えましたか？
（集計結果は四捨五入した数値を表記）

悟りは人間関係、健康、人生にもっと意味や目的を見いだしたいという欲求など、人生のあらゆる側面を改善することができるのだ。いったんパワフルな変革力をもつ体験を経れば、その出来事を思い出すだけでも、それが触発した変革を補強してくれる。ある若い男性は次のように述べている。

そうした洞察が生まれた深遠な瞬間を振り返るたびに、日常生活のなかで忘れていた、古来のパワフルなつながりに触れたような気がする。きわめて稀でつかの間のそうした変革の瞬間にのみ、私は本当に生きている感じがした。

人が悟りの感覚を再体験するときに、彼らの人生を変えた要素がさらに補強されるのだ。

4　神なしの悟り

西洋における悟りの概念といえば通常は、自分たちが格闘してきた課題に対して直感的に「なるほど」と理解する瞬間をもたらしてくれる「小さな悟り」の体験を示す。たとえば科学の問題が解けたり、人間関係のしがらみを解決する糸口を見つけたりといったことだ。こうした体験は重要だ。というのは人生を変える「悟り」の体験に向けての脳の準備段階になるからだ。

しかし悟りは通常は精神的な発達のひとつのかたちとみられており、神や宗教や宗教哲学に関心がない人は、悟りといった言葉自体を敬遠しがちだ。そのためわれわれが前章で紹介したワンネス、明瞭さ、強烈さ、明け渡しと人生の核にあたる要素の恒久的な変化、という悟りに共通の5つの要素をすべて体験していても、それに気づかない人もいることになる。

本書の主な目的は個人の変革は誰にでも可能だという神経学上の証明を紹介することなので、まずは信心のない人がみた悟りについて語ることにする。米国では過去10年の間に無神論者は劇的に増加し、教会に属する人の数は歴史上最低となった。[*1] 実際、四千六百万人を超えるアメリカ人が自分は無宗教だと表立って宣言しているのだ。[*2] これは成人人口の約2割にもあたり、30歳以下では宗教を捨てた人の率は約6割にあたる。こうしたミレニアルズ（1981年から1996年の間に生まれた世代）が宗教を放棄する率は親の世代の3倍で、彼らは自分のスピリチュアルなニーズは既存の宗教では満たされないと確信している。[*3] われわれの調査に答えてくれた若い女性の回答が、この新世代の態度をよく物語っている。

私は20代で両親を亡くし、ドラッグと不純性交に耽《ふけ》っていた。流れ者のような暮らしで自分の人生の先が見えずにいた。当時、不可知論者だった私は少しずつ宗教に目覚めはじめていた。誰か、または何かに守られているような、おそらく神に見守られているような気がしてならなかった。それで子ども時代に通っていた教会に再び入信しようとしたのだが、自分にはまったく向いていないことに気づいた。教義が威圧的だったのだ。かいつまむと、私は自分がどんな教団にも向いていないことに気づいた。「私たちは大丈夫だが、あなたはだめだ」というような教義が精神的に不快なのだ。

それでいてスピリチュアルな体験への希求は増加しているようだ。大学生を対象とした全米調査の結果をみると、回答者の8割がスピリチュアリティは自分の人生にとって重要だとしている。[*4] しかし、彼らが惹かれているのは聖典の教義ではなく、よりフルに生きている、他人や宇宙全体とつながっていると感じるような体験だ。本人がそう自覚しているかどうかはわからないが、彼らも悟りを求めているのだ。

われわれが集めたデータによれば、宗教を信じる人も信じない人も悟りは体験できる。この章では宗教の枠外での体験の役割と、それがいかに宗教心のある人々とない人々の間の受容と寛容を広げているのかについて紹介する。

神なしの悟り？

われわれの調査結果によれば、無宗教の人々は悟り体験に対してきわめて興味深い見方をしている。われわれの調査の回答者の多くは自分が無神論者だとしているものの、自分の体験に関してはスピリチュアルな表現を使っているのだ。次はその一例だ。

私はまったく宗教には関心がないが、さまざまなスピリチュアルな現象を体験したことがある。ひとつのマインドの多数性、人々が「神」と呼ぶ神聖なものとのつながりを体験したことがある。その体験によって私はそれまでもっていた自然や宗教の存在といったこと一般に関するすべての質問への答えを得た。

総じて宗教をもたない人は「スピリチュアリティとは深いつながりの感覚と人生に意味と意義を与えてくれる目的」と定義している。多くの人にとって、宗教的な信仰について思い巡らしているときに、悟りは開ける。

私が真のスピリチュアルな気づきを得たのは、自分の人生には宗教やスピリチュアリティはまったく不要で、「実存」的な態度以外にとくに宗教に明け渡す必要はないと認識したときだった。その他に納得できるものはなく、私の心の安らぎは自分が住んでいる世界について納得できるか否かにかかっているのだと私は信じる。外界からの承認はいらず、満足でき善良な人生を送るために執着しなければならないルールもない。

宗教は宇宙を理解することとは無関係だという結論に達した人々もいる。次に挙げるのは自称不可知論者の38歳の男性で、自分がすべての宗教的希求を捨てる要因となった突発的な体験について述べている。

道を歩いていたときに突然すべてが「イキイキ」し出した。以前よりリアルに風を感じた。山は輝きを増した。すべてに深みが増し、よりフィーリングがあり、私はそれまで体験したことがないような内なる歓びや心の安らぎを感じた。今、どこを歩いても、すべてがより美しく感じられ、かつて知らなかった充足感と満足感を感じる。その瞬間に、神は存在せず、宗教の価値を受け入れる必要はないのだと私は「知った」。すべてがいまここにあるのだ、と私は感じた。それは今も感じていることだ。

興味深いことには、無神論者の体験の質は最も敬虔なキリスト教徒、イスラム教徒やユダヤ教徒の体験と変わらない。無神論者はパワフルな感情で人生についての深遠で明瞭な理解を得る激しい体験をしている。彼らも人類や宇宙との一体感を表現しているが、次に挙げる調査への回答が示すように、そうした体験によって、神は存在しないのだ、と彼らは確信しているのだ。

文化的には私は今でもモルモン教徒だ。医学の実習と分子生物学により、知的なデザイナーによる創造よりも進化論の方がありえそうだと思うようになり、自分の過去のスピリチュアルな体験を詳細に再検討してみた。その結果、自分自身は感情的にその存在を信じ過ぎてきたが、天の父といったものはたぶん存在しないのだろうという結論に至った。そこでこの洞察について祈ることにしたところ、過去にスピリチュアルな啓発を得たときに感じた強い温かさを胸に感じた。つまり、天の父が存在しないことを、神が私に「証言」してくれたのだ。この体験で私の人生は変わった。

神の存在、不在にかかわらず、悟りの体験は人の信条のすべてを変えかねない。科学を選ぶことで宗教を完全に捨てる人もいるが、アインシュタインのように、根底にはスピリチュアリティを維持しており、それが科学的世界観の基盤となった人々もいる。

人が体験できる最も美しく深遠な体験は神秘の感覚だ。それは宗教の根底にあると同時に、すべての真摯なアートや科学の根底にもなる。この体験をまったくしたことがない人は、死んでいないとすれば、少なくとも盲目なのだ。[*5]

アインシュタインはバールーフ・デ・スピノザ、イマヌエル・カントといった西洋の悟り（啓蒙）の哲学者に深い影響を受けていた。彼は自伝のなかで、自分の人生の方向を変え、かたちづくった子ども時代の体験の深遠な「驚異」を説明している。最初の体験は彼が５歳くらいのときに、父親からコンパスを見せられたときに起きた。

私は今でも覚えている。……この体験が深く継続的な影響を私に与えたことを。物事の奥深くに隠れている何か……12歳のときに、ふたつめの驚異的な体験をした。それは最初の体験とはまったく異なる性質をもつもので、ユークリッド平面幾何学に関する小冊子のなかで……その明瞭さと確実さは私に言葉では表現しにくい印象を与えた。[*6]

このことから、悟りの体験はかなり幼い頃にも起こりうることがわかる。そうした瞬間がその人の将来のキャリアをかたちづくることもあるのだ。

われわれの調査のその他の回答者と同様、概して無神論者も悟りによって人生により大きな意味と目的を見いだし、人間関係が改善し、人生全般に対してより楽観的になったとしている。こうした結果をみると、悟りには次のような普遍的な影響がある。

・考え方がより開放的になる。
・過去の失敗を反芻しなくなる。
・問題に直面したりそれを解決することに関してあまり心配せず、神経質にもならない。
・より幸福で心が安らかになり人生により満足している。

無神論者が表現する悟り

無神論者は概して宗教やスピリチュアルな課題を深く考察するが、彼らは悟りを体験したことによって宗教は虚偽だという確信を強める。もちろん、誰もが悟りに古い信条を揺さぶられ、それがより意義深い概念をもつきっかけになる。そうした概念には宗教的な教義を伴う場合もあれば伴わない場合もあるが、愛、思いやり、自由という概念を含むことが多い。したがって表面下を見れば、宗教を信じない人も宗教で描かれる価値観をもつことが多く、悟りによって彼らの社会に対する倫理的義務感は強まるようだ。無神論者も神ではないが人類や世界全体とのつながりを深く感じている。われわれの調査への回答を見てみよう。

私に素晴らしい体験を与えてくれるのは論理、理由、家族や友達で、それらが私の望むものでもある。超常的な体験はまったく望まないし、その存在も信じない。思いやりや愛情を伴う知識や理解の方が私にとっては宗教やスピリチュアルな体験よりずっと大切で、満足感を与えてくれるものだ。

無神論者と自分で名乗る人は、共通して宗教には批判的だ。その理由は複雑で、子どもの頃によくない宗教体験があった、さらには虐待を受けたという人もいる。宗教のモットーとその信者の偽善に嫌気がさした人もいる。聖典に描かれる暴力や世界中で何世紀にもわたって続く宗教間の血なまぐさい戦いを嫌う人もいる。自分が体験したり信じることができない信仰に帰依するよりは、彼らは論理や理由、人道主義や科学を信じるのだ。次の例はひとつの批判により子ども時代から無神論者になった例だ。

私はとても幼いときに、お葬式に行った。親戚の多くは死んだ人は地上の天使に迎えられて天国に行くのだと私に言った。棺おけが地中に埋められるときに、私はその人を囲む天使を見たので、そう家族に伝えたら、そんなことはありえないとたしなめられた。その結果、私は自分がとても見たがったために存在しないもののビジョンをでっちあげたのだと思い込んだ。その後、宗教的な体験について聞くたびに疑ってかかるようになった。

育った環境や既存の信条にかかわらず、宗教をもつ人ももたない人も悟り体験の描写は似ている。無神論者は脳の論理的な回路を使って宗教的な考えを拒否しようとする傾向にあるが、信仰をもつ人はその同じ脳の回路を使って自分の宗教的信条を支持する。われわれの調査の回答者のひとりは、はっきりとこう言っている。「私のスピリチュアリティはある特定の体験や出来事によるものではなく、論理と学習に基づいている」。しかし、ここで注目したいのは、彼が論理と学習をスピリチュアルな何かとし、スピリチュアリティをひとつの世界に融合させていることだ。

宗教的な信条は言語に基づき、自分が育った文化や社会によって形成されることが多い。

だが、悟りは言語を超越しているため、無神論者の多くが彼らの古い宗教的な概念と格闘するのも無理はない。しかし、悟りとはそういうものなのだ。世界を発見することであり、自分の信条が思い込みだったと発見することなのだ。悟りは至福を約束するものではないが、より深い真実を提供してくれる。そうした真実が古い信条と矛盾した場合には、内なる衝突が起こる。論理と結婚した無神論者にとってはこれが問題になりかねない。なぜなら悟りは人に強烈で明瞭な感覚を与えるものの、論理には従わないからだ。

ドラッグが導く悟り

宗教や信仰をもたない人々の発言のなかでとくに気になったひとつの言葉がある。サイケデリックだ。自分の信条を大きく変えたのは、ドラッグが誘引した体験だという人々が最も多かったのだ。しかし、われわれの調査では、宗教やスピリチュアルな信条をもつ人の多くも、ドラッグの刺激による個人的な変革体験の違いについて述べている。次に記すのは60歳の不可知論者の心理学者が、俗にエクスタシーと呼ばれるデザイナーズドラッグのＭＤＭＡを服用したとの体験を語ったものだ。ＭＤＭＡはそもそもはカップル間の共感を刺激する目的で作られた薬剤だ。

数年前、私と妻は夫婦関係を揺るがせるような問題に苦しんでいた。そこでふたりでエクスタシーを服用して1日過ごしたところ、お互いを違った目で見られるようになった。数十年にわたり、親密さの邪魔になっていた問題が解決でき、過去8週間は私たちにとってベストな時間となった。私たちを結ぶ新たな精神的絆ができ、お互いへの愛が深まったのだ。

彼の見方によれば、神や宇宙とではなく、妻との一体感がもたらされ、夫婦関係は恒久的に変化した。これは「小さな悟り」体験だったのか？　それとも「悟り」だったのか？　それは本人たちにしか判断できまい。

われわれの調査では、多くの人がドラッグに誘発された体験が人生で最も精神的に重要な体験だったとしている。

最初にMDMAを服用したことがきっかけで、私は医学部に進学し、医学の研究者になり、このドラッグの合法化を試みようと考えた。このドラッグの体験中に私は神を見たが、神はあきらかに人が創造したもので、その逆ではなかった。とはいえ、私に行動を起こさせる動機となる何かはあったといわざるをえない。私がそれまで出合ったほとんどの宗教が核としている信条を揺さぶるような、人との関わり方や生き方について、MDMAはその扉を開け、深い意味で私を変え、世界における私の在り方を変えた。最近の宗教も同じ目的を果たそうとしているようだがあまり成功していない。

アインシュタインのキャリアを変えたのはコンパスと1冊の本だったが、右記の研究者にとっては、新たな目的と方向、キャリアを与えたのはサイケデリックなドラッグだった。強烈で明瞭な感覚を伴う体験により彼の信条は恒久的に変わった。これは悟りの主な要素だ。

しかし、MDMAにはひとつ問題がある。過去25年間の研究例をみると、記憶、睡眠、認知力、問題解決力、感情のバランスと社会的インテリジェンスに打撃を与えるようなのだ。[*7] LSD、DMT、サイロシビン、ペヨーテ、アヤワスカといった他の幻覚剤も意識を劇的に変容させ、人格の改善を導く不思議な体験の引き金にもなりうるが、[*8] その一方ではその人の感情のバランスを深刻に乱す副作用がある。そこで、疑問が残る。ドラッグは悟りをもたらすのか？　ローランド・グリフィス博士がジョンズ・ホプキンス大学の研究として20人のボランティアにサイロシビンを投与したときには、ほとんどの被験者が人生への態度と人間関係に変革が起きたと報告している。その描写は概してわれわれの調査の回答として得た不思議な体験と違わない。すなわち一体感、神聖さ、前向きな気分、時間と空間の超越、そして説明しにくさだ。[*9]

恒久的な感覚はあったのか？　そのとおり！　14ヶ月後にグリフィス博士の研究の被験者はサイロシビン体験は人生のなかで最も意義深い体験のトップ5に位置づけている。次は彼らの証言の一部だ。[*10]

死の体験――それに続き、完璧な心の安らぎ
ワンネスが何かが理解できた
神の息遣い、風、私の息遣いはすべて同一だ
よりまとまった完全なスピリチュアルな世界が明らかになった
その体験は私の意識を恒久的に覚醒させた
一体感は素晴らしかった

西欧の医学のパラダイムではドラッグ体験は人工的だと見られがちだ。それは「薬」が引

き起こしたものだからだ。しかし、ドラッグ体験が十分にパワフルなら、悟りの要素としての資格は得られるかもしれない。それで悟りが開けることもあるかもしれない。先に述べた例のように、ドラッグに誘発された意識が思いやりや愛、個人にとっての意義を大きく増大させるのなら、それのどこが悪いのか？　問題はここにある。サイケデリック体験がよい体験になるという保証はないのだ。「ピーク体験」（つかの間の悟りを示すアブラハム・マズローの造語）についての別の研究では、サイロシビンを摂取した人の47％が意識の変革を報告している。[*11] しかし、そうした体験のすべてがよい体験というわけではなかった。ひとりは「世界の痛みと悲しみのすべてを感じ、それが私の存在を引き裂いた」としている。

あきらかに「バッド・トリップ」は深刻な問題で、多大な心理的な痛みを引き起こす。グリフィスの研究では、たとえば、被験者の約4分の1は不安、被害妄想、そしてネガティブな気分を感じたと表現している。診断されていないものの人格不全症をもつ人にとっては、錯乱も引き起こしかねない。しかし、概していえば、幻覚剤利用者のほとんどにとっては、とくに注意深く管理された環境で摂取すれば、身体的、心理的な複合症状は少ない。[*12]

では、さらに幻覚剤をスピリチュアルな伝統の一部として摂取する人々について考えを進めてみよう。太古の昔からメディスンマンやシャーマンはさまざまな幻覚性物質を摂取して意識を変容させ、異なるスピリットや存在、魔物と関わりその情報を報告してきた。彼らはそうした情報を癒しや、部族の未来にとって重要な決定を下すにあたっての洞察に利用する。

こういう見方もできる。私は極端な近眼なので、朝目覚めたときには世界はかなりぼんやり見える。いったんメガネをかければ、世界はクリスタルのように明瞭になり、メガネなしでは見えないものも見えるようになる。私の周囲の外界は変わっていないのだが、私の認識の仕方が変わったのだ。そこで、幻覚剤は脳にかけるスピリチュアルなメガネのようなものだと考えてみることはできないだろうか？　現実は変わっておらず、脳の見方が変わっただけだとしたら？　ドラッグは脳の生理を変え、その変化が変革をもたらす体験を導く。シャーマンにとっては意識を変容させる植物は、彼らが確実に存在すると信じるスピリチュアルな世界に入るためのメガネの役割を果たすのだ。研究の結果をみると、脳はドラッグそのものの効果、または変革的な体験自体、またはその両方により恒久的に変わることもあるのだ。

本当に悟りが開けた方はどうぞ、前に出てください

実際のところ、悟りは世界中の神秘的な伝統が間接的には求めているゴールだ。神、意識や真実、またはその宗教やスピリチュアルな哲学にとっての核となる原則と一体化すること

への完璧な明け渡しだ。しかし、どれだけ多くの人がそうした輝かしい境地に到達できるのだろうか？　著名な尼僧や聖人の体験と比べたがる人もいるだろう。

誰が悟りを開いているかいないかを私たちは知ることができるのだろうか？　そんなことに意味があるのだろうか？　繰り返すが、私たちはそうした強烈な体験を内側からひっくり返してみることしかできない。もしそれが、人生により多くの目的や意義が生まれるように人生を変えるのなら、あなたのマインドやあなたが住む世界を輝かせたものが「悟り」なのか「小さな悟り」なのか、単独の「なるほど」の瞬間だったのかはどうでもよいことだろう。

悟りの可能性に気づかずにいたり、そんなことは信じなければ、私たちの限りある信条の外側に存在する何かを見ることを脳に許す微かな脳神経上の変化を見逃がしたり無視することになる。プラトンのたとえに戻るなら、自分たちが無知の「洞窟」にいることを知らなければ、逃げ出す道を探すことはないかもしれないのだ。しかし、何かが待っていることを知れば、私たちのマインドはより大きな現実や真実とは何かを思案しはじめる。だから私たちは悟りを開いた人々について読みたがるのだろう。今私たちが見たり信じたりしている以上に素晴らしい何かがあるという希望を与えてくれるからだ。もちろん、現実に関しては、自分たちの個人的な体験によって判断するしかない。

その道筋のスタートは悟りにおける信条で、その特徴である強烈さ、明瞭さ、一体感、そして人生を変革させる見方への明け渡しを認識できれば、そうしたパワフルな出来事の引き金となる行動に意識的に参画できる。次の章では「悟り」の脳の神経科学上の発見についてシェアしよう。

5　人の認識の段階

私たちはスピリチュアルな体験をする人間ではなく、人間としての体験をもつスピリチュアルな存在だ。

ピエール・テイヤール・ド・シャルダン

人間の脳は生まれた瞬間から変化しつづける驚異的な能力をもっている。今日の自分と10年前の自分、または1年前、先月の自分を比べてみればよい。あなたは同じ人間だが新たなスキルを学び、新たな体験をし、自分の人生にはあてはまらなくなった古い信条や習慣を捨ててきた。自分を変え、現在の自分を超えていくこの過程をわれわれは「自己の超越」と呼ぶ。

肉体的には神経化学上（neurochemical）、神経電気上の活動による膨大なスープのなかでニューロンがゆっくり接続をアレンジし直すことによって、あなたの脳は変わりつづけている。異なる電解質が各ニューロンの鞘《さや》を通して移動し、休むべきときや活動すべきときを告げ、活動が変わると、私たちの思考や感情も変わる。脳のなかでは1日を通じてさまざまなパターンの活動が起こり、異なる意識の状態を生み出している。私たちがさまざまな作業をするたびに異なる神経伝達物質が分泌され、その一つひとつには私たちの行動やムードを変える力がある。ではあなたが悟りを体験するときにはあなたの脳で何が起こるのだろう？

人が突然の洞察を得るときにはどうなるのかを探求する研究が増え、神経科学者がよく使う「なるほど」の瞬間、その小さな悟りの体験が脳に及ぼす影響の説明となる手がかりも得られるようになった。脳のスキャンの研究によれば、人がそうした洞察を得る瞬間には脳のいくつかの重要な領域で神経活動の突然のシフトが起きている。[*1] 人の論理的な思考は阻害され、自意識は変化し、意識上の認識の仕方が変わる。そうすると人は問題を異なる視点でみて、驚くほど神秘的な方法で直感的に解決策を思いつく。そしてその瞬間にその人の知識と信条は変わる。したがって、悟りへの道は私たちが通常の世界観を棚上げしたときに始まると言えるだろう。

直感的洞察のなかには強烈で、きわめて明瞭な体験もあるが、通常は、個人の信条を大きく変えたり、振る舞いや脳の機能を恒久的に変えたりといったような、われわれが考える悟りの神経上の変化は起こらない。しかし、「なるほど」の創造的洞察の瞬間の脳のスキャンの研究と激しい精神修行に関するわれわれの研究を合わせれば、悟りの生物学的基盤の謎が解ける。

あなたの脳はどうやって悟りにたどり着くのか？

われわれは「悟り」に含まれる重要な5つの要素を特定した。強烈さ、一体感、明瞭さ、明け渡し、気づき（認識の高まり）、行動や信条の恒久的で大きな変化だ。「小さな悟り」体験にも最初に挙げた4要素のいずれかがあり、その過程は自発的（その要因には意識的には気づかない）な場合も、思い巡らすことや自省、瞑想、祈りや日常的な人生観を阻害するためのさまざまな精神修行など意図的な過程によってももたらされることがある。

人が悟りを求めて特別な修行をする場合、西洋でも東洋でも、宗教上の修行であってもそうでなくても、黙想的な省察に集中したり瞑想を始めると、まずは前頭葉の活動が活発になる。増加が大きいほど、明瞭さも増し、自分の行動や振る舞いを意識的に行え、コントロールしやすく感じるようになる。

われわれの脳のスキャンの研究では、最初に頭頂葉の活動も活発になっていた。瞑想の対象や世界との関わりを感じる自意識が増加するので、自分のゴールを定めてそれに向かいやすくなる。

こうして前頭葉と頭頂葉の活動が増加することで感情を感じる激しさも減らすことができる。そのため私たちはより落ち着き、ぐらつかず、自分をコントロールしやすくなる。そうしたことで悟りに導かれるわけではないが、突然に前頭葉と頭頂葉の活動が大幅に減少すれば、私たちは制御不能（明け渡し）を感じ、自意識は弱まるか、またはなくなり、感情的にも劇的に高揚するため、その体験が尋常でないほどリアルに感じる。

こうしたことをわれわれは脳のスキャンの研究で観察できた。人が熱心に祈ったり、瞑想や精神修行に没頭していると、前頭葉と頭頂葉の神経活動が突然急低下することがある。その瞬間に、われわれの実験の被験者は驚異的な認識のシフトや意識の一体化を体験しやすいのだ。これが悟り体験の重要な要素だ。もし前頭葉と頭頂葉の活動の増大で人が自分の行動をコントロールしやすくなるなら、逆に前頭葉と頭頂葉の活動が低下すれば、明け渡す気分になりやすくなるのだろう。これが悟りのもうひとつの重要な要素だ。そして、もし頭頂葉の活動が増加すると、自分を個別の存在として感じやすくなるのなら、活動が低下すれば「自分」は消え、世界の他のすべて、さらには神とも一体になる感じが得られるのだろう。こうした状態になると、悟りに関わる深遠な洞察が意識のなかに入ってくるのだろう。

しかし、「悟り」と「小さな悟り」は神経学上ではどう区別できるのだろうか？　「なるほど」の瞬間はつかの間であることが多く、神経活動の増減も比較的少ない。つまり、神経上のシフトが大きいほど、体験もより劇的になる。われわれはさまざまな精神修行について分析研究したが、その結果、修行を実践中の神経活動の変化にはあるパターンがあることがわかった。前頭葉と頭頂葉の活動の減少が大きく、とくにまず増大したあとに減少した被験者ほど、悟りの5要素の多くを含む体験を述べる傾向があった。

この神経上の過程を次の比喩で説明しよう。ゆっくり階段を2階までのぼるところを想像してほしい。それは基本的な黙想の過程にたとえられ、その間、前頭葉と頭頂葉の活動はゆっくり増大する。階段をのぼるに従い意識的になり集中力が増し、自分自身をよりよく観察するようになる。通常、人が起きている間の脳の活動はあまり変わらない。おそらく1日中で5〜10％くらいしか変化しない。しかし、本書で次に説明するように、日常的な行動とは異なる神秘的な修行を行っている間には、脳の活動の変化は20％以上に達する。つまり、あなたは意志の力であなたの意識のレベルを増大させられるのだ。

では、次に階段を急いで下りるところを想像してほしい。おそらく気持ちのよいエネルギーの増大を感じるだろう。スタートしたところまで戻ってくる間に、しっかり運動したあとのようなランナーズ・ハイをおそらく感じるだろう。通常、瞑想や祈りのあとにも同じことが起こる。あなたの脳の活動は元のレベル、または休んでいる状態に戻り、リフレッシュして落ち着いた感じがするかもしれないが、たぶん悟りや自己変革は感じないだろう。

　次に階段を6メートルのぼり、ダイビングのジャンプボードほどの高さから、その下のプールに飛び込むところを想像してほしい。階段を下りるよりずっと速く降下し、その体験もより強烈だろう。あなたの前頭葉の活動が急激に20％減少したときには、そうした状態になる。激しい精神修行をしているとき同様になる。その状態はたぶん1時間ほど続き、新たな洞察や至福の強い感覚――「小さな悟り」体験をもたらすかもしれない。が、それはあなたの振る舞いや信条全般に深遠なシフトをもたらす引き金としては十分ではない。飛び込んでいる間には開放感があるかもしれないが、あなたの現実は変わらないのと同様だ。このたとえでは、あなたはその間中、空中にいるが、あなたの世界は変わっていない。

　では少しシナリオを変えて、6メートルの高さの海の断崖に立っているところを想像してほしい（黙想的修行により脳の活動が20％増加した状態）。しかし、そのあとに、あなたはうっかり滑ってしまう。われわれがこれまで記録してきた悟りの体験も、その人にとって予想外に、とくにそれを求めていないときに起きるからだ。あなたは急激に海に落ちる感覚を味わう（通常は生命の危険に際した脳のように前頭葉と頭頂葉の活動が20％急低下する。生存本能が働き、自意識と自己制御の感覚は消える）。しかし、あなたはまだ空中にいる。あなたはまだそれまでの現実の世界を体験している。

　しかし、あなたが着水した瞬間にすべては変わる。乾いた状態から濡れた状態に変わり、世界における体験の仕方もがらりと変わる。まず、あなたが水中の暗闇のなかでさらに6メートル沈みはじめても降下の速度は遅くならない（神経活動はさらに20％低下）。あなたは深い水中というなじみのない現実の世界にいて、なじみのあるものは何も見えない。この瞬間に悟りを体験しやすいとわれわれは考えているのだ。あなたの脳の活動は40％減少し（トップからボトムまで）、意識は劇的に変化し、あなたは自分の体験に明け渡すしかなくなる。私が無限の疑いの海に浸ったときにはこの感覚を体験した。わざわざ飛び込んだわけではなかった。それを求めもしなかった。私はあきらめてただ波に任せたことで、突然どこからともなく現れたような洞察に到達したのだ。

精神修行は悟りに向けた脳の準備運動

東洋哲学では論理を超越して人に神秘的な宇宙とのつながりを感じさせてくれる強烈な体験をとくに重視し、激しい精神修行は悟りを約束するものとしてきた。しかし、西欧史上の「啓蒙時代」は実際には反悟り（anti-enlightenment）の時代だった。ことにスピリチュアル、または超自然的な感覚に関してはだ。たとえば、デカルトは一体感や強烈な明け渡しの感覚には懐疑的で、それよりは、論理に解剖、分析して、ツールや科学で計測できる方法でよりシンプルな真実に到達する必要があるとした。

西欧の既成宗教も神との一体感を得たとする主張には不審を抱き、神秘主義者のほとんどが異教徒として弾劾された。しかし、20世紀初頭にペンテコステ運動が始まり、そのカリスマ性のある活動が１９６０年代まで続き、キリスト教の道筋を変えた。今日ではキリスト教徒の４分の１にあたる５億人[*2]が意識的に聖霊と一体化することに帰依している。そうした人々の脳をスキャンしてみると、自分の脳を意識的にコントロールして、悟りについてわれわれが示した要項をほぼすべて満たす意識の状態に入っていた。

われわれは「異言をしゃべる」と呼ばれる修行に没頭しているペンテコステ派のグループを研究した。まず、彼らはゴスペルの音楽に合わせて歌い踊りはじめる。これにより前頭葉の活動が増大する。しかし、彼らが異言をしゃべりはじめると、前頭葉の活動は突然減少する。そのとたんに彼らは自分たちを超越する何か、聖霊との一体感を強く感じる。その至福の体験に明け渡すことで変革し癒されたように彼らは感じていた。われわれの調査対象のひとりは異言をしゃべった最初の体験について次のように述べている。

私はひとりで祈っていたのだが、突然、何の前触れもなく、何語かわからない言葉をしゃべりはじめ、しばらく続いた。楽しくなるような響きでとてもすてきな体験だった。聖霊はリアルで、必要なときにはいつでもいてくれると私は確信している。自分でコントロールできるものではないが、できればつねに異言をしゃべっていたい。

ズィクルとして知られるチャンティング（詠唱）と動きを伴う瞑想に集中しているベテランのスーフィーの脳でも前頭葉の活動が急激に減少することをわれわれは観察している。スーフィーのひとりは自分が体外離脱して外側から自分自身を見た、と語っているが、それは臨死体験者によく起きる体験だ。

他にも同様の変化を引き起こす修行は数多くあるが、それがどう起きたとしても、前頭葉の活動は突然、大幅に低下し、論理と理屈づけは停止する。日常的な意識は棚上げされ、脳の他の中心部位が世界を直感的にクリエイティブに体験する。

頭頂葉の活動の低下も、人の意識に一体感の強い感覚を与える。これはベテランによる瞑想や黙想の祈りに集中している最中の人々の脳の研究から得た発見だ。しかし、通常は瞑想や祈りでその対象と一体化したと感じるまでには50分から60分かかる。被験者のうち仏教徒はその体験を「純粋な意識とひとつになる感覚」と述べた。フランシスコ派の尼僧は「神またはキリストとつながり一体になる感覚」と表現した。まったく異なる宗教の修行だが、一体感の体験中には、どちらの脳も同じ部位に影響が出ていた。こうした脳の活動の低下はつかの間に洞察を得るときにも起こるようだが、[*3]低下率は精神修行や悟り体験の際に最大となる。

われわれが行ったさまざまな精神修行中の人々の脳のスキャンの研究では、世界に関する現実意識の形成に関わる脳の中心部位である視床にも変化が見られた。瞑想や祈りといった特殊な活動の際には視床の機能は活性化し、長年の間、黙想的修行をしてきた人々の視床の機能に長期的な変化が起きていた。人が頻繁に瞑想的な自省を行うほど、その人の現実の中心は変わるのだ。[*4]色はより鮮やかになり、他人への思いやりは増加し、世界を文字どおり体験する仕方がより快適または強烈になる。被験者のひとりである24歳の研究技師は次のように語っている。

究極的な光と明瞭さを体験したことがある。数時間にわたってからだ全体が光のエネルギーで振動し、自分が誰か、自分がどう世界にあてはまっているのか、物質的世界の下にある仕組みを深遠な新たな方法で理解した。

脳の悟りの回路のイメージの仕方

悟りを体験したときに脳に起きることをイメージしやすくする方法がある。右手を開いて手のひらにクルミを置いたと想像してほしい。次にその手を握る。クルミがあなたの視床、五感からの情報のほとんどを受け取り、脳の他の部位どうしの意思疎通を助ける部位だ。あなたの握りこぶしは脳の感情のセンターで、腕はあなたの脊髄にあたる。これらは脳のなかでも最も太古からある構造だ。

次に左手の指を広げ、右手の拳を覆う（親指どうしが触れ、4指どうしが触れるように）。その左手が新皮質と4つの主な葉にあたる。左手の握りこぶしが自分自身と世界の異なる対象の感覚を与える頭頂葉にあたり、左手の手のひらは意図的な意思決定過程をコントロールする前頭葉の象徴だ。脳のこうした部位からは、あなたの手のひらと指と握りこぶしのなかのクルミで示した脳の領域の多くの部分に向けて、数百万の軸索（神経細胞から細長く伸びる突起）が伸びている。相互のつながりがあまりに綿密なので脳の部位がどこからどこまでなのかは正確にはわからない。あなたがひとつの作業を行うたびに脳の特定の部位の活動が活発化し、その他の部

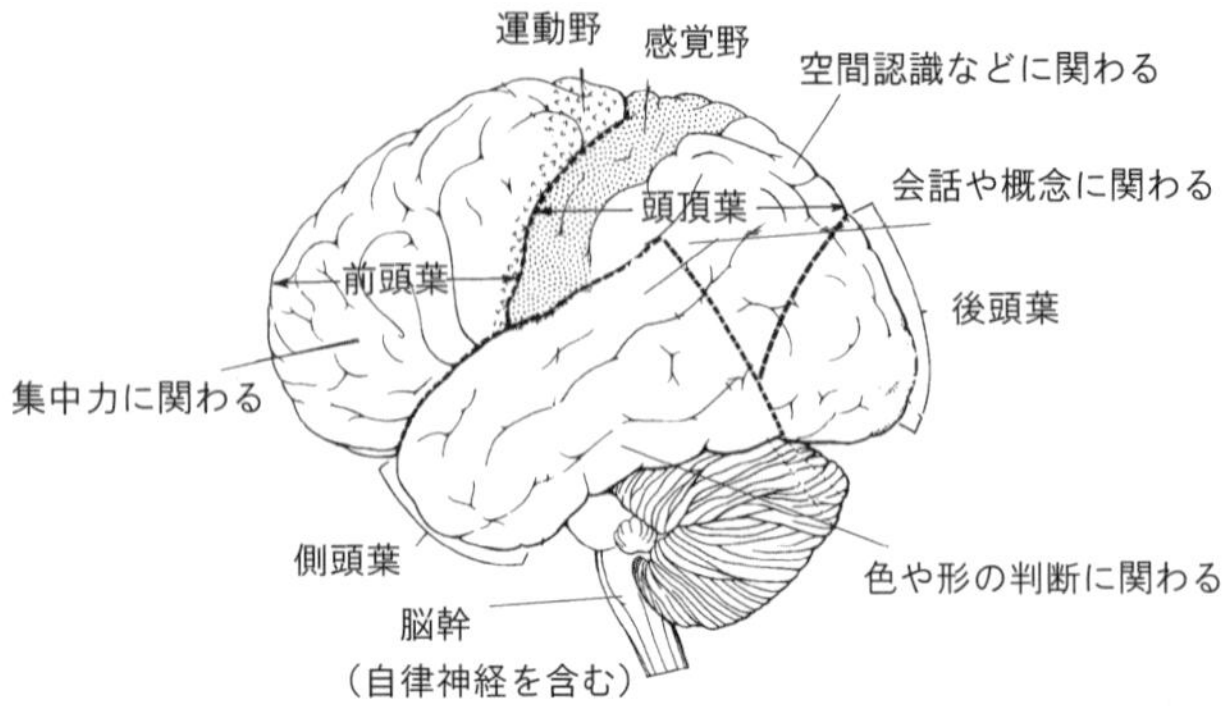

位の活動は減少する。

理解しやすいように、イメージをさらにリアルにしてみよう。両手の親指と人差し指を自分の頭の周囲に置いてみよう。人差し指が目の真上に、親指は耳の上にくるようにする。あなたの人差し指は前頭葉前部のとても特別な部位に触れている。あなたが何かを考えたり数学の問題を解くといった特別な作業に集中しているときに最も活動が活発になる部位だ。

あなたの親指が休んでいるところは自意識が発生する頭頂葉だ。通常は前頭葉と頭頂葉は絶え間なく対話している。あなたの親指か人差し指が触れているいずれかの部位の活動が突然増加または減少すると、日常の意識は大きく変容する。自意識が拡大または緊縮するのだ。それで現実から切り離されたように感じるか、または一体化したように感じられるのだ。

人の認識の段階

悟り体験の基本的な要素のひとつは脳の活動の深遠なシフトに関わるが、それはある意識の状態から別の状態への過激なシフトで、それにより私たちの現実への見方が変わる。意識は言葉で表現しにくい概念だが、悟りの理解には必須だ。この概念を理解しやすくするために、われわれは脳が生み出すことができる多くの認識を図式化した。

この図式を説明する前に、意識と認識の違いを明らかにしておきたい。多くの科学者や哲学者はこのふたつの言葉を同じように使うが、一方ではこの主観的なマインドの状態のそれぞれに異なる質を見いだす学者もいる。神経科学の文献をみると、その両者には明確な違いがある。われわれは、認識の全体像はより大きく、多くの意識のかたちや無意識の振る舞いも含まれると考えている。

認識力はほぼすべての生き物にあるとほとんどの生物学者はみている。アメーバーでさえ、食べ物の方向に動くことから、自分の環境に対する基本的な認識があることが示唆できる。動物では中枢神経の発達に従い、より複雑な認識のかたちが生まれ、さらに洗練された方法で環境に対して自主的に反応できるようになる。こうした認識には脳の多くの部位が必要だ。

ある時点で脳は自分自身の認知過程を認識する能力を発達させる。われわれが「意識」と呼ぶもので、それは前頭葉と頭頂葉の小さな部位を頼りとし、おそらくその制約を受けている。あなたが意識的に自分と世界を観察しているときにはあなたは自分が個人で、自分の過去の状態を振り返り、自分の現在や未来の人生に影響する意思決定ができるユニークな存在であることを認識している。あなたは、あなたがあなたであることを理解し、認識している。[*5]

端的に言えば、意識がなくても認識はできるが、認識なしには意識はもてない。

動物のほとんどは自身についての認識がある程度あり、他の動物や周辺の世界から自分を区別することができる。だから、自分の脚を食べずに他の動物の脚を食べるのだ。これも初歩的な自意識といえる。実際、最近の脳のスキャンによれば、鳥類や哺乳類は私たちの前頭葉と頭頂葉に似た脳の構造をもち、意識的に自己を認識している。実際、犬の意識も多くの質は人間と同じだ。[*6]ということは、一部の動物にも「なるほど」の瞬間をもち、自分の振る舞いを変えるような洞察を得られる可能性があることになる。[*7]しかし、人間以外が自分の信条を大幅に恒久的に変えたり、科学者が「マインドの理論」[*8]と呼ぶ他者が考えていることを理解する能力をもつという証拠は少ない。また、動物が悟りに関わる脳の構造を意識的に変えられるという証拠もみつかっていない。しかし、動物にも求愛ダンスのようにその種に固有の儀式があり、それが他者への認識の仕方を変える役に立っている。そして、人間にも似たような過程が起きる。

認識が意識を生み出し、意識はさまざまな修行や儀式により拡大される。こうした修行を通じて私たちは環境全体と自分自身についての認識をさらに深めるが、それには自分の無意識の考えや気持ちや見方も含まれる。

しかし脳には古くからの振る舞いや信条に頼る傾向があり、私たちはその制約も受けている。では、神秘家が示唆するように、人が日常的な意識の限界を「超越」できるとしたらどうだろう？　私たちはより高いレベルの認識に移行することで、現実についてのより偉大な真実を垣間見ることができるのか？　人には世界に対する認識を拡大する新たなレベルの感覚体験が可能なのだろうか？　こうした疑問に答えるべく、われわれは悟りの可能性を含む神経学上の図式を提案しているのだ。

学習、記憶、感情、認知と行動に関する20年にわたる神経科学研究の分析とわれわれ自身が行った精神体験の研究に基づき、われわれは6段階の認識を特定した。

レベル1　本能的認識
レベル2　習慣的反応
レベル3　意図的な意思決定
レベル4　クリエイティブな想像
レベル5　自省的認識
レベル6　自己変革的認識

次頁の図で示すように、各レベルが脳の異なる領域の活動に関わっている。このマップにより、「ミミズ」の原始的神経システムからどのようにして認識が生まれ、[*9]人間の悟り体験に至るのかを見ていくことができるのだ。

人の認識の段階についての概略

私たちの脳は複数のレベルの意識と認識に同時に関わっているが、多くの時間、低いレベ

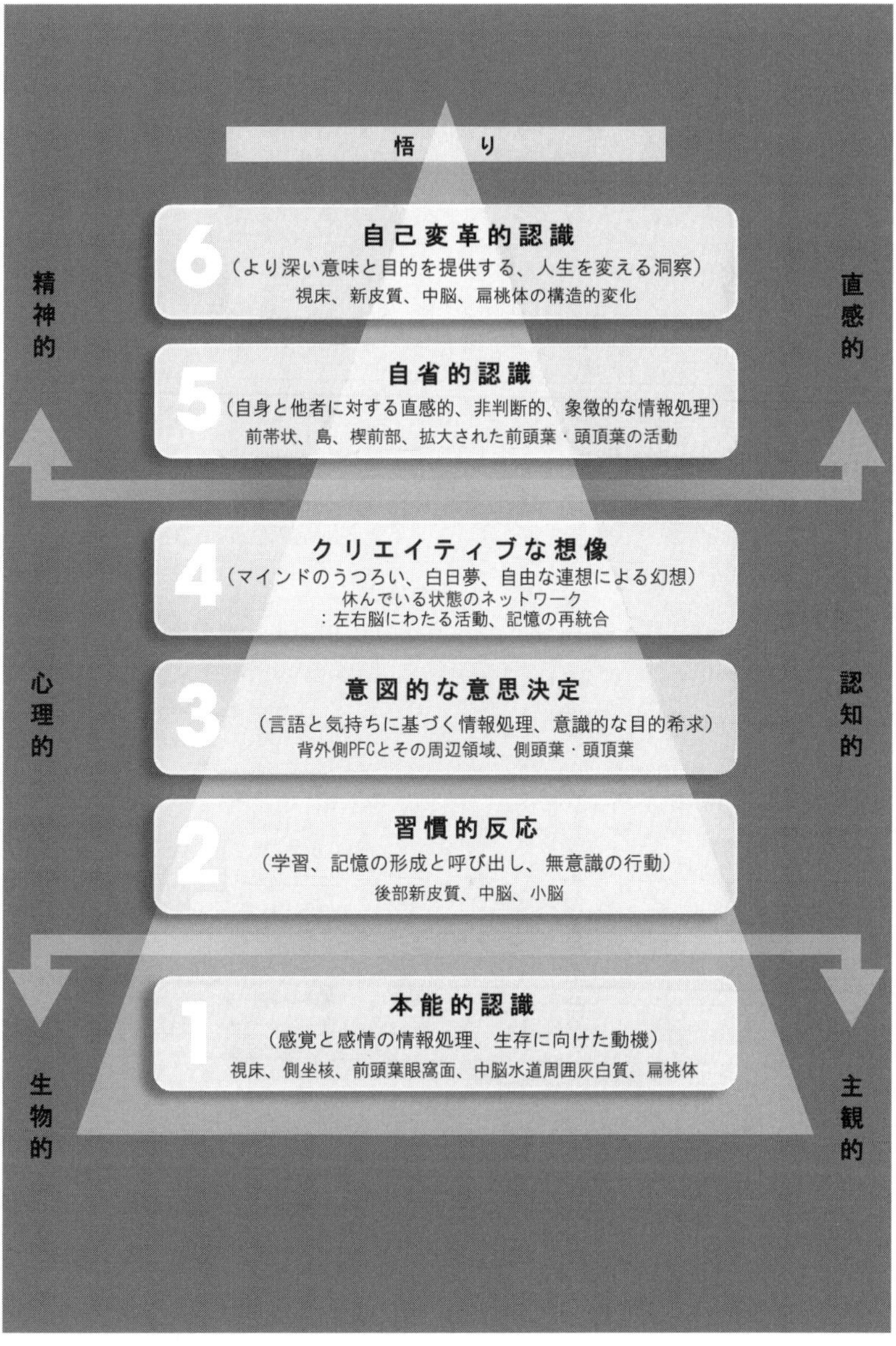

悟り
6
自己変革的認識
（より深い意味と目的を提供する、人生を変える洞察）
視床、新皮質、中脳、扁桃体の構造的変化
5
自省的認識
（自身と他者に対する直感的、非判断的、象徴的な情報処理）
前帯状、島、楔前部、拡大された前頭葉・頭頂葉の活動
4
クリエイティブな想像
（マインドのうつろい、白日夢、自由な連想による幻想）
休んでいる状態のネットワーク
：左右脳にわたる活動、記憶の再統合
3
意図的な意思決定
（言語と気持ちに基づく情報処理、意識的な目的希求）
背外側PFCとその周辺領域、側頭葉・頭頂葉
2
習慣的反応
（学習、記憶の形成と呼び出し、無意識の行動）
後部新皮質、中脳、小脳
1
本能的認識
（感覚と感情の情報処理、生存に向けた動機）
視床、側坐核、前頭葉眼窩面、中脳水道周囲灰白質、扁桃体
精神的
心理的
生物的
直感的
認知的
主観的

ルの本能、習慣と意図的な意思決定で過ごしている。たとえば、朝起きたてで空腹を感じる（レベル1の本能）。ほとんど認識せずに、自動的に服を着てキッチンに行く（レベル2の習慣）。冷蔵庫を開けて何を食べたいか決める（レベル3の意思決定）。それだけのことだ。もしかしたら、あなたは、朝食に何か新しいものを作ろうと思いつくかもしれない（レベル4の創造力）が、起きたばかりのときにあなたが日常の習慣の意味や目的を深く思い返すために長時間過ごすことはたぶんないだろう（レベル5の自省的認識）。あなたは同じ信条を維持し、あなたの行動は予測可能で、あなたの世界観は変わっていないだろう（レベル6の自己変革的認識）。

あなたも現代人の大半のように多忙なら、たぶん仕事に遅れないようにと食べ物をさっさと飲み込んで、急いで外に出かけるだろう。そこにはあまり認識はないが、あなたがもし一口ずつ食べ物をしっかり味わうという、いわゆるマインドフルな食事の修行をしていたとしたらどうだろう？　われわれは最近、マインドフルな食事中の脳のスキャンの研究を行い、あるとてもユニークな神経学上の変化が起きることを発見した。夕食をゆっくり食べると、食べ物の味が驚異的に変化するのだ。われわれの実験の被験者のひとりは、デザートを少し不快に感じるようになり、その体験があまりにショッキングだったため、彼は甘いものを食べるのをやめてしまった。ゆっくり食べることで彼はより深く自分自身を認識するようになり（レベル5）、その結果の行動の変化でおそらく、寿命を延ばしただろう（彼は糖尿病予備群だった）。われわれはこれを小さな悟り体験とみている。なぜなら、明け渡しの要素（ゆっくり食べることに没頭した）、強烈さ（風味が強調された）、明瞭さ（通常自分が食べていた物が好きでないことに気づいた）があり、それが彼の行動を変えた（おいしいと感じていた信条がマインドフルな食事体験により挑戦を受けた）からだ。

悟りには認識の増大が伴うが、この例が示すように、ごく普通の行動によっても、世界を大きく変え、より有益な見方で体験できるように意図的に自分の認識を変えることはできる。言い方を換えれば、認識の増大が悟りへの重要な道筋なのだ。

悟りを開くためには、自分の創造力と認識の直感的なセンターにアクセスして、自分の人生に意味、目的と価値を与えてくれるよう、深く振り返るための時間が必要だ（レベル4と5）。人の認識の段階の異なるレベルの間をどうシフトするかについてのあなたの理解が深まるほど、あなたは悟りを体験しやすくなる。

では、人の認識の異なるレベルについてより詳細にみてみよう。

レベル1　本能的認識

起きて、自主的に自分の内外のニーズに反応した瞬間に始まる。この基本的なレベルの認識はほぼ無意識で、感情と、私たちがもつ快不快への反応によって司られている。生存に向けたもので、より魅力的なゴールに近づき、脅威となる可能性があることから遠ざかるような動きを導くものだ。

レベル2　習慣的反応

人生の挑戦を経るにつれ、私たちは新たなスキルを開発し、それらを長期的記憶に埋め込む。長年の幼少期を経て、私たちは少しずつ自分の目的のほとんどを達成するために必要な習慣的行動のレパートリーを増やす。通常、私たちは自分の習慣的行動を意識していないが、それらが自分のゴールの邪魔になるときには、それを認識する。

レベル3　意図的な意思決定

この認識のレベルは私たちが論理、理由づけ、注意で単純な問題の多くを解決し、日常的な作業を達成するために利用される。前著『神はあなたの脳をどのように変えるのか』（未邦訳）で、われわれはこのレベルの意識を人の「日常」意識とした。個人的な変革を導く自省的な認識と区別するためにだ。日常意識にも大きな限界があり、私たちは作業していると きには自分の周辺で起きていることにはあまり気づいていない。日常意識はそのときに使用中の短期的な記憶に関わるが、そこには瞬間的決定に必要な情報しかない。こうした情報処理は私たちの前頭葉の特定の領域で行われている。

レベル3の限界のある認識を示したのが次の例だ。あなたはおそらく今読んでいる言葉をよく認識しているだろうが、自分が座っている椅子や部屋の環境音にはあまり気づいていないだろう。しかし、椅子や音に自分の注意を向けた瞬間に、読みつづけられなくなったことに気づくだろう。日常意識はこのように働くが、それにどれほど限界があるかには、私たちは稀にしか気づかない。実際、私たちが意思決定し、特定のゴールに向けて動きを進めているときには、今この瞬間に起きていることにはほとんど気づいていないのだ。

レベル4　クリエイティブな想像

意思決定とゴールの達成は激しい神経過程で、脳は神経化学上リセットするために頻繁に休息をとる必要がある。通常、その過程には肉体と思考過程の両方をリラックスさせることが必要で、消耗の兆しに気づき損なうと、激しい感情的ストレスを体験しかねない。

仕事中には1時間ごとにリラックスすることがきわめて重要だ。あなたがリラックスすると、あなたの脳の一部、とくに前頭葉は逆に活性化し、あなたのマインドはうつろい、白日夢を見はじめる。脳は意思決定に必要な神経化学物質をリフレッシュできるだけでなく、クリエイティブな問題解決に実際に取り組むことになる。[*12] この状態は記憶の形成と呼び出しにとっても重要だが、最も重要なのはこのリラックスした白日夢の状態で、悟りへの道筋の出発点となるより高いレベルの認識に入れる。

クリエイティブな想像は人が目的意識をもって特定の問題解決に集中し新たな解決策を見いだすときにも起こる。このクリエイティブな想像では、問題を正確に把握し、よりホリスティックで芸術的な解決策を思いつくために、異なる脳のサイドを利用している可能性もある。多くの科学や数学上の発見はこうして生まれるのだ。

レベル5　自省的認識

ほとんどの人は無意識のうちにレベル4のリラックスしたマインドのうつろい状態から出たり入ったりするが、それらがどれほど有益かにはけっして気づかない。しかし、あなたが目的意識をもって日常的意識を棚上げしてリラックスし、創造に向けた想像の過程に入れば、異なるレベルの認識の体験を拡大しはじめることができる。良し悪しにかかわらず自分の無意識の習慣が特定でき、外界への行動をあなたの脳に起こさせる動機となる本能的原動力が見えてくる。その結果、問題を評価しよりよい決定を下すための能力が高まる。人が意図的に白日夢を見て意識から出たり入ったりしているときや、無秩序に思えるすべての思考や感情をマインドフルに振り返っているときの脳をスキャンしてみると、左脳の前頭前皮質（明瞭な感覚や楽観が棲む）の活動が増加し、右脳の前頭前皮質（未来の行動への心配、不安や疑いを生み情報処理する傾向がある）の活動が減少している。[*11]

実際、否定的な思考のほとんどは人の認識の段階のすべてのレベルでの脳の機能を阻害する。マインドフルネスと称される自省的認識は、あなたが自分の意識の異なるレベルを認識できるようにするもので、効果が実証された数少ない戦略のひとつだ。われわれの脳のスキャンの研究が示したように、レベル5の意識的な取り組みにより前帯状皮質と島の活動は大幅に増大するが、これは脳のなかで感情を制御する一方で、他人に同情しながらつながる脳の能力を高める部位だ。人の認識の段階のより低いレベルで通常使用している脳の部位ではなく、あなたの認識をさらに高める脳の中心部のスイッチを入れ、文字どおり意識を拡大することになるのだ。

自分の意識を観察するという単純な行為により人は実際に自分の気分、自尊心、人生全般への満足感を高めることができる。研究結果をみると、自省的観察と認識によって悟りと自己変革に直結する脳の構造を活性化させられる。[*12]

あなたが自分のクリエイティブなマインドを観察すると、「あなた」はあなたの思考ではないことを認識するようになる。これは多くの人にとっては深遠な洞察で、禅宗の僧侶にとっての悟りの概念に直結する。内なる静寂があなたを包むと否定的な思考はパワーを失い、その間にストレスを減少させ免疫力を高める数千の遺伝子のスイッチが入る。[*13] あなたは自分の脳の構造と機能を神経上で変化させ、それにより人の認識の段階の最高レベルに達することができる。

レベル6　自己変革的認識

この段階はこれまでのレベルから大きく飛躍することが研究でも示されているが、それにはわけがある。どうやって人は自分が悟りを開いたか、そしてそれが自分の想像の産物ではないことを示せるのか？　これは困難なことで、だからこそ、人生を変革させるような深遠な洞察の瞬間を体験したときには心をオープンに保つようにわれわれは勧めている。とはいえ、人の物の見方が突然変わり、心配や不安が奇跡的に消えてなくなるという特別な思考の期間を特定することに成功した研究も複数ある。[*14] それにはわれわれの研究でも特定できた脳の領域が関与している。[*15] だからこそ、自己変革的認識は人に悟りを開かせる主観的にも神経上でもリアルな体験だとわれわれは信じているのだ。そうした体験をした人々は日常的に幸福と満足をより深く感じられるようになり、神経上の変化をみてみると、レベル5とレベル6の認識には脳の老化のスピードを遅くする効果もある。[*16]

人が最初に自己変革的認識を体験した瞬間に、その人は悟りが開けたと感じるかもしれない。それは数秒、数分、数時間、または数日続くこともある。しかし、ある時点で脳は通常の習慣的な機能の仕方と意思決定に戻る。が、脳は以前と同じではないのだ！　われわれの以前の研究から、脳の主要な領域で微細だが恒久的な変化が起きることがわかっている。したがって、私たちが戻る日常意識は以前の日常意識ではない。私たちは変わった。自分自身と世界に関する新たな知識があり、自分の人生により深く円満に満足する能力が増加したのだ。

人の認識の段階は、自分の人生を意識的に改善するための特別なステップがあり、悟りを積極的に求めるならそれを実践する必要があることを教えてくれる。ドレクセル大学の心理学者たちが強調するように、突然の洞察に関わる脳の部位の変化を導く活動を奨励するために、あらかじめ心の準備をすることができる。[*17] そうすることで悟りという驚異的な自己変革への扉が開くレベル6の認識に達しやすくなるのだ。

Part

2 悟りへの道

一粒の砂のなかに世界を見て
野に咲く花に天国を見る。
手のひらに無限を載せ
1時間に永遠を包む……
神の出現、神は光、
夜に棲む愚かな魂にとっては *1

18世紀の英国の詩人　ウィリアム・ブレイク

6　超自然の存在をチャネリングする

これからの数章では、われわれが最近実施した脳のスキャンのなかから最も興味深いものをいくつか紹介するが、そのすべてにひとつの共通点がある。すなわち前頭葉と頭頂葉の活動の急激な減少だ。前章で述べたように、この尋常ではない神経活動が意識の劇的な変化に関わっており、人が悟りを体験するときに起きる現象だ。黙想的修行のほとんど（マインドフルネスや仏教徒の瞑想、キリスト教の祈りなど）では前頭葉と頭頂葉の活動が徐々に増大することからみれば、われわれの研究結果は特殊だともいえる。

しかし、前頭葉の活動が減少すると、通常の意識とコミュニケーションは中断される。そして頭頂葉の活動が減少すると、人の自意識は消え、神経上の「一体性」の感覚が生まれる。とくに風変わりな、またはエキゾチックな行為（チャネリング、チャンティング、神聖な叡智を他者に伝えるといった）を行っている最中の人は、自分自身と神、または宇宙をかたちづくるパワーには境はないと感じることが多い。自己の感覚が消えはじめると、すべてがつながっているように感じるのだ。この複雑な状態では、感覚の認識は研ぎ澄まされ、体験者の現実の見方は変わりはじめる。

聖霊とつながる

私がよりエキゾチックな精神修行に初めて興味を抱いたのは2005年のことで、悪魔に取り憑かれたと感じている人の脳のスキャンをナショナルジオグラフィックに依頼されてからだ。テーマがあまり心地よくなかったので、その代わりに異言をしゃべるペンテコステ派のキリスト教徒の研究を提案した。異言は古代キリスト教やユダヤ教ハシディズムの神秘主義を起源とする古来の神託のかたちだ。[*1]

ペンテコステ派の教会の信徒は説教やゴスペルを聞きながら、からだを揺すり歌いはじめる。そして自分の意識に聖霊を招き入れる。われわれの研究結果では、この儀式の参加者は通常ほぼ2分ほどでトランス状態になり、奇妙な外国語のような言葉でしゃべりはじめる。[*2] 彼らはその体験で神聖なる者とのスピリチュアルなつながりが深まったように感じ、ペンテコステ派の教会の多くはこの体験が聖霊の恵みで、悟りの直接的な表れだとする。実際、

1900年代初頭に起きたペンテコステ派の運動が「宣教的悟り」という概念を生む助けとなった。神との直接の出会いが人類の意識の変革を助け、普遍的な自由、平等、すべての人の繁栄をもたらすというものだ。[*3]

われわれの研究では、被験者が異言をしゃべりはじめると、彼らの前頭葉の活動は突然、減少した。前頭葉の言語領域の活動も減少した。通常は、他人に話しかけたり他人の言うことを聞いているときには、その人の脳のコミュニケーションのセンターのスイッチが入る。しかし、人が異言をしゃべりはじめるときにはその領域の活動が停止するのだ。何らかの声は出しているのだから、実際に神がその人に乗り移ったのか（ペンテコステ派の信者が言うように）、または、なにか異なるタイプのコミュニケーションの過程が活性化されたのかもしれない。いずれにしても、こうした発声は他の次元から来ているという考え方はとてもリアルなように感じる。そして、われわれの研究では被験者全員がその体験によって至福感を得たとしていることから、脳のなかで感情を活性化するセンターか報奨の感覚を得るセンターが激しく活性化されたようだ。

異言をしゃべる人たちは、その体験は驚異的でパワフルに自己変革を導くものだとしている。自分の人生をどう生きるかについての多くの新たな洞察、「小さな悟り」を得て、その体験に感動し、涙を流しながらひざまずく人たちもいる。そうした瞬間には、ほとんどの人が自分の思考や感情が劇的に変わったと感じ、悟りを体験をする。かつてなかったような感じ方で自分と神とのつながりをきわめて明瞭にリアルに感じる。この体験により人生の新たな方向に導かれることも多い。

意識と脳の活動の同様な変化は、他の類のトランス状態、たとえばミディアム（霊媒）が死者と交信しようとしているときやシャーマンのヒーラーが聖霊の世界に入ろうとしているときにも起こる。神経上のこうした劇的な変化は悟り体験をもたらす可能性がある重要な道だとわれわれは考えている。[*4]

トランスとは？

一般的な辞書の定義によれば、トランスとは認知と身体の活動の減少を体験するほぼ無意識の夢のような意識の状態だ。外から見れば昏睡状態にあるように見えるが、故意にトランス状態に入る人にとっては、その体験はとても鮮明だ。トランス状態ではあなたはあなた自身についてはほとんど認識していないが、意図次第ではきわめてリアルで超自然なクオリティをもつさまざまなビジョンやサウンドの引き金となる。きわめて強烈なタイプのクリエイティブなマインドのうつろい（人の認識の段階のレベル４）だとわれわれがみているこの変容意識で、トランスの実践者は通常の意識の状態（レベル３）ではアクセスできない情報や洞察を求めるのだ。

　記録に残る最古のトランスは古代ギリシャの寺院で、神聖なインスピレーションを受けた人々がトランス状態で他人に助言したり未来の出来事を予知した。中世の聖人の多くも神とのつながりを感じるためにトランス状態に入ったが、日常意識を中断するための戦略として、なにかの対象物や絵を見つめたり、繰り返し同じマントラを唱えつづけたり、儀式的にからだを動かした。

死者からの叡智？

　故人の霊と人を結ぶとされるトランス状態が悟りへの道を提供してくれるのか、または少なくとも悟りが何たるかに光を投げかけてくれるのか？　われわれはそうだと考えている。

　数年前にブラジル人の友人で心理学者のフリオ・ペレスが、サイコグラフィーと呼ばれるテクニックを使う学歴の高い霊媒師のグループの研究を始めた。サイコグラフィーを行う際には、霊媒師はトランス状態に入って故人の霊とつながる。霊が情報を提供した情報を霊媒師は自動書記する。

　こうした自動書記の最中には霊媒師は自分で手を動かしているようには感じていない。むしろ、霊に手を動かされているように感じている。それが終わると霊媒師は故人の友人や家族に故人から得た情報を知らせる。アリゾナ大学で実施された3重盲検の研究では、興味深いことに霊媒師は故人の親戚よりも的確に故人に関する情報を伝えていた。[*5]霊媒師は故人の身体的特徴、性格、趣味、死因などを的確に描写できたのだ。

　ブラジルでは百年以上前から霊媒は人気だが、そうしたサイコグラファーたちの脳では何が起きているのかに私はとても興味があった。彼らの脳をスキャンしたら、その結果はわれわれが瞑想者やペンテコステ派のキリスト教徒で観察した脳の活動と類似しているのだろうか、それともまったく新たなパターンなのだろうか？　また、霊媒の実践が彼らの人生にどんな影響を与えているのかにも興味があった。

　霊媒の起源はユダヤ教の聖書のサムエル記に遡る。しかし、多くの評論家は霊媒のほとんどはインチキだと考えている。とくに詐欺として捜査当局に摘発された例もかなり多いからだ。霊媒はその人の幻想だという批判もあるが、研究結果はそうはみていない。たとえば、115人の霊媒師を対象とした最近の研究では、霊媒師の精神病罹患率は一般人より低く、彼らは社会性も一般人より高かった。[*6] 彼らのトランス状態が解離性同一性障害（一般に多重人格といわれる）と異なるのは明らかで、多くの心理学者が今では霊媒はまっとうな精神修行のひとつだと認めている。

霊媒師のトランス状態を、自分の潜在的な思考や感情にアクセスするための自己催眠テクニックと比較した研究者もいる。[*7] しかし催眠法では前頭葉の活動は増大し、認識力が高まる感じがするが、[*8] 私が研究したトランス状態では、前頭葉の活動は実際には減少し、部分的な意識喪失も伴っていた。

サイコグラファーで私が思い出したのは、個人の病気やその治療法の情報をトランス状態で取得する能力で１９１２年までには世界中で有名になっていた超能力者のエドガー・ケイシーだ。彼の脳ではどんな変化が起きていたのだろう？　人は彼を「眠れる預言者」と言い、彼はトランスから起きたときには自分の言ったことを覚えていなかった。彼はトランス状態にあるときには、ふだんとは異なる声を出し、アシスタントがそれを記録した。これは異言をしゃべるペンテコステ派の修行に似ているが、彼らの場合には前頭葉の活動も減少していた。超能力の現実性に関する疑問は棚上げするとしても、トランス状態には注目すべき要素がある。霊媒師に助言を求める人は、トランス状態の霊媒師から得た情報でスピリチュアリティと人生の満足感を計測可能なほど増大させているようだからだ。こうした理由から霊媒の実践にさらに光をあてるための研究のプロトコルを私は作成した。そして、われわれは霊媒師が驚くほど健康な人たちで地域社会に貢献していることを発見した。われわれは彼らの脳のスキャンから得た発見を２０１２年に学会誌に発表した。[*9]

霊媒師の脳の内側

超能力者や霊媒師が本当に霊界につながっているかを神経科学的に確実に検査することはできないが、霊媒師が尋常ではない意識の状態に入ったときに脳のなかで何が起きているかを探ることはできる。そして、その結果を他の精神修行と比べたり、健康上利点がある可能性を指摘することはできる。

そこでわれわれは単一フォトン放射断層撮影装置（SPECT）で脳の異なる領域を計測する実験を考案した。ある領域の活動が増加すると、血流が増加する。たとえば血流の増加が前頭葉で起これば、人の意思決定能力は高まっている。それが頭頂葉で起これば、人の自己認識が高まっているかもしれない。それが扁桃体で起これば、突然恐れを感じるかもしれないし、視床で起これば体験している出来事をよりリアルに強烈に感じるとわれわれは考えている。

SPECTによるスキャンにあたっては、腕の静脈から小さなカテーテルを注入する。そして、人が特定の活動をしている間に、この場合ではトランス状態に入るときに、脳のなかで最も活動量が多い領域に素早く届くよう少量の放射性トレーサーを注入する。このトレーサーは一般的には数ナノグラムの微小物質なのでほぼ無害だと考えられている。重要なのは、いったんそのトレーサーが脳で活発に活動している部位に入ったら、そこにとどまることだ。そこでこのケースではトランス状態を計測するために、その人が活動（たとえば、祈りとかサイコグラフィーなど）を完了したあとで、その人をSPECT撮影機まで連れていき、その瞬間の脳の状態を文字どおり撮影するのだ。

われわれのトランス研究では、私の友人がサイコグラフィーのベテランのグループをブラジルから連れてきた。私が会った人々はとても優雅で好ましい人々だった。彼らは研究に参加することをとても喜んでいて、すでに霊界から研究参加を奨励するメッセージを受け取ったという人も数人いた。

研究開始直前にグループの年配者から、私の頭のそばに男性の家族、父方の大叔父の霊がいると言われた。その霊の名前はジョセフで私の研究にとても関心があるとのことだった。その日、家に帰ってから私はすぐに父に電話して、すでに亡くなっているジョセフという名の大叔父さんがいるのかを尋ねた。すると「いた」という返事が返ってきた！

もちろん、ジョセフはきわめてよくある名前だが、実際にその霊媒師が誰かとつながったかもしれないということに私は興奮した。もし大叔父さんのジョセフがスピリチュアルな体験に関する私の研究に関心があるのなら、たぶん彼はとてもスピリチュアルな人物でたぶん、ユダヤ教の司祭だったのかもしれない。というところまで私は想像していたのだが、父によればジョセフは会計士だった。それを聞いて私はがっかりした。結局のところ、なぜ、会計士がこうした類の脳の研究に関心をもつのか？　もしかしたら彼はとくにスピリチュアルな会計士だったのかもしれない。知るすべはないが、この話をしたのは、脳には超自然な力を難なく信じられる部位があることもわれわれの研究が示しているからだ。

スピリットがあなたを動かすとき

われわれの研究ではサイコグラフィーを実践中の脳を日常的な書き物をしているときの脳と比較することにした。サイコグラフィーの最中の脳と単純な休息中の脳を比べたら、脳にさまざまな変化が起こることが観察できるだろう。しかし、そうした脳の変化が手を動かしたり、ページを見たり、白日夢を見たりといった書き物の行為に伴うものか、または実際にサイコグラフィーをしているせいなのかはわからないだろう。われわれはサイコグラフィーが通常の書き物とは異なる書記なのかを調べたかったのだ。

すべての被験者の利き手でない方の腕の静脈から小さなカテーテルを注入した。そして、毎日の出来事、研究への関心、または頭に浮かんだクリエイティブなことを書くように指示した。10分間彼らが書いたあとに（とても一生懸命に書いていた）、放射性のトレーサーを注入して、5分後にスキャナーに連れていき、彼らの脳の活動を撮影した。われわれは言語を司るセンターとして知られている側頭葉と前頭葉の活動を観察した。こうしたパターンはわれわれの予測どおりだった。人が通常、書き物や読書に集中しているときの脳の活動と同様だからだ。

最初のスキャンの終了後に、われわれは霊媒師たちを元の部屋に戻し、そこで彼らはサイコグラフィーを始めた。彼らは短い瞑想から始め、次に祈り、そして手にペンを持って静かに座り、スピリットが書く内容を指示しはじめるのを待った。数分後に、彼らは再び一生懸命に書きはじめた。外部の観察者としては、彼らが普通に書き物をしているときとサイコグラフィーをしているときの見分けはつかなかった。彼らはただページに文字を書いているだけのように見えた。10分後に、また放射性のトレーサーを注入し、彼らはそれから5分間、そのままサイコグラフィーを続けた。彼らが自動書記を終えてからスキャナーに連れていき、トランス状態のときの脳の活動を撮影した。

ベテランの霊媒師の脳では前頭葉の活動が劇的に減少していた。ペンテコステ派の人々が異言をしゃべっているときと同様だった。霊媒師の脳では側頭葉の活動も劇的に減少していた。ことに言語に関する領域だ。まるでサイコグラフィーの最中にはコミュニケーションのセンターがオフラインになったかのようだった。彼らの脳が普通のやり方で書き物していなかったのは明らかだったが、書いていた内容は正確で明快だった。

サイコグラフィーの最中には、意図的意識（レベル３）は中断されていた。しかし、もし霊媒師たちがクリエイティブで直感的な認識の状態（レベル４）に入っていたとしたら、前頭葉全体の活動の増加が観察されるはずだった。しかしそうはならなかった。ここへきてわれわれがつくった人の認識の段階の図式が役立った。たとえば、習慣的行動（レベル２）には前頭葉の活動はほとんど必要ではないことがわかっている。したがって、霊媒師たちは記憶から書いていることが示唆できる。しかし、レベル１の認識は私たちが起きている間にはつねに働いている。この脳の領域で、それが何であれ私たちは今起きていることに感情的に反応する。霊媒師が受け取った情報が何であれ、それは実際に外の世界から来ているように感じるだろう。ふだんの会話や友人に手紙を書くときのように目的意識をもって言葉を形成する代わりに、霊媒師たちは言語が他の情報源から流れてくるユニークな状態に入ったのだ。

普通は前頭葉の活動を減少させるには自己訓練が必要で、それにはふたつの戦略があることがわかっている。異言をしゃべるか、スピリットをチャネリングするかだ。あとの章で他の戦略も紹介するが、次のようにさらに大きな疑問がある。日常の意識を消すことにどんな価値があるのか？ 通常は、私たちの頭には考えが詰まっていて、人の認識の段階の図式でわれわれが示したような異なるレベルで認識するのは難しい。たとえば、日常的な作業（食事や歯磨き、通勤時の運転、締め切りに向けた作業）中には、私たちは外界に対する自分の感情的反応が生み出す微かな感覚には無頓着だ（レベル1直感的認識）。動いているときにはからだで起こっている控えめな快感や筋肉の緊縮による微かなうずきや痛みには気づかない。愛、思いやり、好奇心といったものさえ、ゴール達成や心配でいっぱいの考えの背後に隠れがちだ。

私たちの日常意識が中断されるときには、思考や行動の習慣的パターン（レベル2）も中断され、これにより私たちは自分の周囲の世界をもっと体験できるようになる。この変容意識では、何が本当に私たちの動機になるのか、基本的な人間の感情がどう感じるのかがわかりやすくなる（レベル5）。

自分の通常の意識のレベルの外に出ることで、人は「悟り」や「小さな悟り」に向けて動きやすくなるようだ。霊媒師たちが住む社会では、彼らの活動が世界に関する新しい理解の仕方を助け、多くの人が人生の新たな意義を見つける助けにもなるが、それは前章までで説明した悟り体験の質と同質だ。

こうした体験と黙想的修行との違いは、かかる時間だ。フランシスコ派の尼僧と仏教徒の瞑想者を対象としたわれわれの研究では、同様の神経上の変化を生み出すには50分から60分かかった。ペンテコステ派の信者と霊媒師の場合にはより短時間で、ときにはたった数分で変容意識に入れる。このことから、自己変革に向けた脳の準備はきわめて簡単だともいえる。ただペンを手にして、生きているか死んでいるか、想像上か実在するかにかかわらず、誰かの存在や聖人にアドバイスを求めるだけで済むのかもしれない。習慣的コントロールを放棄することで、私たちは日常意識の境界の内外にあるより深遠な叡智にアクセスできるかもしれないのだ。

悟りに向けた「フロー」

われわれの研究に参加した霊媒師の一部は初心者で、彼らの場合には前頭葉の活動の減少は観察できなかった。これは、悟りに似た体験の引き金を故意に引くように神経の機能を劇的に変化させるには時間と訓練が必要であることを示唆している。何にしても上達するには学びの経緯があるが、それと同様だ。では、初心者の脳の活動はどう違うのだろうか？

この質問の答えとして、音楽の比喩を紹介したい。ずいぶん昔、子どもの頃に、親からピアノを習わせられたことがある。最初のうちは、なんとか音楽に聞こえるように鍵盤を指で叩くのも至難の業だった。指の一本一本、ピアノの鍵が生み出す音の一つひとつに神経を集中させなければならなかった。

数ヶ月後には、私はいくつかの簡単な曲は弾けるようになっていた。なかには有名な作曲家の曲もあった。でも、まだ一つひとつの音に神経を集中させなければならなかった。音楽にはなっていたが、バッハのような響きにはなっていなかった。練習すればするほど上達し、それほど神経を集中させなくてもよくなった。コンサート・ピアニストは長年の修行の末に、直感、即興、そしてインスピレーションが集中力にとって代わるように何かが脳を動かすレベルに達する。その時点では、彼らの前頭葉の機能は通常の状態からは変化している。[*10] レベル3の日常意識から、より本能的な演奏、またはよりクリエイティブな表現のかたちに変化するのだ。それが起きるとき、古い習慣と意図的な意思決定が中断されるとき、音楽自体が卓越から多幸感、またはミハイ・チクセントミハイが言うところの「フロー」状態、活動にどっぷり浸る心理状態としてよく記録されている状態に変革する。自己の感覚が消え、一体感と幸福感で満たされるとその他の認識は消え、空腹感や疲労感さえも消える。もちろん、そのためには活動自体が挑戦であり楽しめるものでなければならない。[*11] また、そうした状態を日常生活に取り入れたければ、定期的に訓練する必要がある。[*12] どんなレベルの悟りに達成するためにも、このフローは必須の要素だとわれわれも他の多くの研究者も考えている。

ミュージシャンはフロー状態に入ると自分の手が勝手に演奏しているように感じることが多い。それはブラジルの霊媒師たちが語る自動書記とあまり違わない。通常の意識を手放す訓練をすればするほど、その体験自体とのつながりを感じやすくなるように、脳がさらに変わるのだ。

自分なりの悟りへの道を書く

自動書記の研究にはもうひとつの興味深い発見があった。ブラジルの研究者がサイコグラフィーの最中と普通の書き物の最中に実際に書かれた内容を分析したのだ。その結果、サイコグラフィーで書かれた内容の方がずっと複雑であることがわかった。この結果はとても興味深い。普通なら、複雑な書き物の方に、通常の脳の言語領域の活動が必要だと考えるところだからだ。しかし、ベテランの霊媒師はどうにかして、偉大な詩人が書く文のように豊かな表現を通常の言語領域の関与なしで生み出せるのだ。ということは、こうした人々は本当に外界と「コミュニケーション」しているのかもしれない。もちろん、そうだとしても、それが死者の霊からだとは限らない。周囲の人々からの情報を単に拾っているのかもしれないからだ。

サイコグラフィーは意識を変容させ、独特の方法で脳に影響を与えるが、自動書記自体が悟りだと言うつもりはない。とくに、それによって霊媒師の信条が変わるということもないからだ。おそらく、最初の体験は彼らの人生を変え、新たな道を拓いたのだろうが。しかし、自動書記が究極的には「悟り」をもたらす新たな考え方に私たちの意識を開く役に立つことはありうるだろう。言い方を換えれば、「小さな悟り」体験を通じて、プッシュしてくれるのだ。

われわれはどんなタイプの修行が最大の脳の変化を導くのか、とくに習慣的な意識の状態を中断させ明け渡しをもたらす前頭葉の活動の大幅な減少を導くのかを自分たちの研究から学ぼうとしてきた。

サイコグラフィーや異言をしゃべるといった行為は異なる存在やインスピレーションの源と感じるものからの情報を「チャネル」する力を与える脳のユニークな回路を刺激するのか

もしれない。そうした体験が純粋に脳の活動の産物なのか、実際にスピリチュアルな次元から来ているのかは、科学的にはわからない。しかし、どんな体験でも、それが自分の行動や信条を変えるに十分な明瞭さをもたらすなら、洞察の「小さな悟り」や本格的な「悟り」につながる可能性があることは、研究結果からも断言できる。

自動書記を今体験してみたければ、ペンと紙を用意して、この実験をしてみるとよい。

ステップ1

はじめに、最初に想い浮かんだことを書く。何でもいい。おめでとう！　あなたは今、自分の通常の意識で書き物をした。（人の認識の段階のレベル3）

ステップ2

次に自分が怒りや激憤で満ちていた瞬間を思い出してみよう。その感情でいっぱいになってから、思い浮かんだことを書く。なんでも好きなように、そしりの表現を使っていい。次に、とても悲しかった瞬間を思い出し、悲しみで自分を満たしてから、自動的に思い浮かんだことを書く。これにより、あなたは人の認識の段階のレベル1にあたる、本能的で感情的な認識のレベルの初期段階へのアクセスをできるかぎり試みたことになる。

ステップ3

次が面白い部分だ。思いつくかぎり最もクレイジーな1文を書いてみよう。自分の頭がおかしいか、ドラッグでトリップ中か酔っていると想像し、たとえば「冷蔵庫の上におむつをした象が座っている」といったようなバカバカしいことを書く。あきらめを感じるまでおかしくクレイジーでワイルドなことを書きつづける。読めない文字を書いてもいいし、意味をなさない言葉をでっちあげてもよい。これにより、あなたは人の認識の段階のレベル4にあたる、クリエイティブな想像の訓練をしていることになる。ところでこれは作家が行き詰まりを打開するために最もよく使う方法だ。

ステップ4

ゆっくり深呼吸を10回するか、30秒間なるべく速く足踏みする。これらは日常的な意識を中断させ、自動書記の準備に入る早道だ。次につかの間、静かに座り、あなたの意識にさまざまな思考や感情が浮かぶのを観察する。これが人の認識の段階のレベル5にあたる、自省的認識の初期段階になる。次に今自分が抱えている問題を思い出し、自分が誰か他の人……フロイトやアインシュタイン、またはハリー・ポッターのような世界で最も偉大な問題解決の達人だと想像し、その人になったつもりで、自分の問題の解決策を書いてみる。自己検閲せずに何でも思い浮かんだことを書く。自分の直感を信じて、1～2行で書く。新たな発想でもよいし、面白おかしくしてもよい。そして、深くリラックスした状態で傍観者として自分が書いた内容をただ眺め、その問題への新たな洞察を提供してくれるよう、自分の直感に頼む。どこからともなく内なる叡智の片鱗が得られることにあなたはしばしば驚くだろう。ここから、人の認識の段階のレベル6にあたる、個人的変革が始まる。

少しの訓練で、自動書記が普通の日記以上に自分の問題解決に役立つことをあなたも発見できるかもしれない！

こうしたクリエイティブな書き物の訓練はとくに悼《いた》みの感情の処理に効果的だとする研究結果もある。[*13] カーネギーメロン大学の研究でも、クリエイティブな書き物は否定的な感情やうつ病の症状を中断させるが、「通常」の書き物にはそうした利点はないこともわかっている。[*14] 霊媒師が自動書記をしているときには、ベテランのクリエイティブ・ライターが駆使する脳の言語領域の活動が減少しているという興味深い研究結果もある。[*15]

つまり、あなたが本当に悟りの道を求めるなら、それは簡単で、修行を積めばよいということなのだ。

7　他人の意識を変える

人生や世界観が変わるような深遠な体験をしたら、普通は自分が得た洞察や知恵を他人にもシェアしたくなる。そんな体験自体は言葉にしづらくとも、歴史上には「悟りを開いた」人々の教えがたくさんある。プラトンの洞窟のたとえ話でも、メッセージは明らかだ。もし、あなたが「ひかり」を見たら、つまり勇気を出して無知の闇から出てありのままの現実を見たら、洞窟に戻ってその知識を仲間に伝えなければならないのだ。

本章では沈黙のうちに自分の考えで他人に影響を与える能力という、最も不可思議な類のコミュニケーションの手段について探求する。東洋では師から弟子に無言のうちに叡智を伝える能力は「ダルマ（法や徳）の伝達」と呼ばれ、突然の悟りをもたらすこともあった。この概念は仏教の僧院や伝統が激しい政治的攻撃を受けた17世紀に普及し、尊敬される師やグルの系統を受け継ぐ方法として今でも実践されている。[*1] 師が見つめるだけで他人に悟りをもたらす修行は今日では「シャクティパット」とも呼ばれている。

思考には癒す力があるのか？

西欧では誰かの考えが他人に影響するという考えは魔術、呪術や洗脳に関わる渡来の概念とみられてきた。概して西欧の宗教では、スピリチュアルな悟りといった叡智を授けられるのは神のみだと信じられてきた。祈りを通じてなら自分の思考で神に請願できるが、誰かを癒したいなら神か宗教組織のトップを通じてするしかなかった。

そうした信仰が一変したのは19世紀後半で、メリー・ベーカー・エディと彼女が始めたクリスチャン・サイエンス運動のおかげだった。すべての病気は心《マインド》がつくり出すと信じたファニアス・クインビー（催眠治療家、心理療法家）の患者だったエディはさまざまなメタフィジカルな癒しの戦略を聖書の言い伝えと融合するようになった。その結果として、苦悩や病気を抱える他人を癒す神の神聖なパワーに個人として直接アクセスできると信じる人が増えたのだ。

主流のキリスト教にとってはこれはほぼ異教に近かった。神が方程式から外されたからだ。しかし、クリスチャン・サイエンスの信徒は誰もが聖霊により悟りが得られ、他人に癒しのパワーを直接伝達できると信じた。メンタル・ヒーリングが新たな祈りのかたちとなり、たちまち米国中に広まり、神、意識、マインドと宇宙はひとつで同一だとみる数十の教会が誕生した。東洋と西洋の悟りの考え方がついに融合し、思考で遠距離にいる他人を癒すことができると信じる人は世界中に数億人はいる。しかし、沈黙の思考が本当に癒すのだろうか？　離れたところから人を癒す能力、祈りの効果の科学的研究は長年行われてきた。初期の研究をみると、効果があるという証拠はある。匿名の人から快癒を祈られた入院患者の治癒はそうでない人より数日早く、退院も数日早かった。[*2] そして循環器疾患の患者や関節炎の患者にも祈りの効果がみられた。[*3]

しかし2001年の初頭から世界中でより多くの研究が実施されるようになると、効果があるという主張は消えはじめた。[*4] さまざまな研究結果によれば、祈りの効果はアルコール依存症[*5]や小児精神疾患[*6]、免疫不全症候群[*7]、傷の治癒[*8]や妊婦の健康[*9]には効果がなかった。また機械的なランダムジェネレータへの影響はあったが、人間の脳の細胞の培養の成長には何の効果もなかった。[*10]

さらには自分が祈られることを知っていた人には、祈られなかった人より問題や合併症が多かったという研究結果もあった。[*11] また、祈りを信じる人は症状が改善したが、信じない人には何の効果もなかったとした研究もあった。[*12] それでも、医師と患者の関係に祈りを積極的に取り入れれば、「患者の楽観視を助け、自己治癒力が活性化される」とする研究者もいる。[*13]霊媒師が精神科病院で治療の一部として受け入れられているブラジルやプエルトリコでは、祈りには患者に多くの利点をもたらすとも報告されている。[*14]

これはどういうことなのだろう？　癒しを願う私たちの想いは他人に影響するのだろうか？　それどころか、悪影響が出て祈りが他人にとって有害になることもあるのだろうか？　これらは科学、医学、倫理上で重要な問題だ。こうした実験においては受け手の信条が大きく影響するのも確かだろう。たとえば２０１４年にはトルコのアンカラ大学の研究者が、イボができたイスラム教徒に向けたイスラム教徒による祈りの治癒効果を計測した。その結果、祈る人を絶対的に信頼していた人には大幅な改善がみられたが、そうでない人にはまったく効果がなかった。[*15]

この研究結果によれば、祈りに癒す効果があると信じていれば、それだけでも免疫への刺激になる。しかし、自分が祈られていることを受け手が知らない場合には、遠距離の思考に祈りの効果があることを示す確固とした証拠はない。

脳のスキャンによる最近の研究にはめざましい発見もあった。半数は敬虔なキリスト教徒、半数は無宗教者から成る被験者のグループが、録音された祈りを聞いている間の脳の変化をfMRIで調べた研究だ。この実験の被験者は、祈っているのはキリスト教徒ではないかもしれないし、「普通」のキリスト教徒、または癒しのパワーをもつキリスト教徒かもしれない、と告げられた。しかし、実際に祈っていたのはとくにカリスマ性のある教会には属さないキリスト教徒の男性だった。が、敬虔なキリスト教徒（主にペンテコステ派）が癒しのパワーをもつキリスト教徒の声だと信じてその祈りを聞いているときには、彼らの前頭葉の活動は減少していた。[*16] われわれが行ったトランス状態の研究と悟りの神経学上の図式に基づけば、信じられる人は癒しのパワーがとてもリアルだと感じられる意識の状態に入れるようだった。しかし、癒しに向けた祈りが何らかの悟り体験を導くような洞察を刺激する証拠は観察できなかった。後章で述べるが私は最近、優れた癒しの能力をもつヒーラーが隣の部屋にいる人の脳に影響を与えられるかを調べる研究もした。われわれが観察したかぎりでは何も起こらなかった。ヒーラーの脳をスキャンすると、他の瞑想の研究で発見したような変化が観察できた。前頭葉の活動が増大していたのだ。このことはヒーラーの心身にはよい影響があるが、祈られている人にとっての恩恵とはいえない。こうした研究結果から明らかになったのは、あなたが悟りを求めているなら、自分の通常のものの考え方や現実の体験の仕方を積極的に阻害することで、自ら意図的に悟りを求めていかなければならないということだ。

超常現象は現実に起きる！

世界の宗教関連の書物を読むと、悟りを開いた人の多くはその自己変革の結果として特別なパワーを得たとされている。そこで、われわれのオンライン調査でもスピリチュアルな覚醒を体験した人に、その結果として超能力が発達したと思うかを尋ねてみた。すると回答者の1割はテレパシー、念力、透視やスピリットの世界とコミュニケートできる能力が生まれたと回答した。しかし、実際に悟りが人に特別なパワーを与えるのだろうか？　そもそも超能力の存在を研究することができるのか？

思考や祈り、意識や人の「エネルギー」が他人や物質にどう影響するのかを調べる研究は超心理学と呼ばれる。それにはテレパシー、予知能力、透視、臨死体験、輪廻、霊媒、といった超能力その他の超常現象の研究も含まれる。

この手の研究には否定的な見方の研究者が多いが、人が離れたところにある物質に影響を与えられることがつねに記録された、よく考案された研究の結果もある。効果は1％以下と小さい場合が多いが、こうした研究結果は、確率的には偶然とは考えられないことを示している。たとえば、数百の超能力研究を分析したミズーリ大学の研究では、「超能力が存在する確率は60億対1で、これは懐疑派も注目すべき結果だろう」と結論づけている。[*17]

異なる大学が行った7つの研究結果を分析した2014年の研究発表によれば、人体は実際に示される1～10秒前に音や視覚上のランダムな刺激を感知している。たとえば、人に心地よいイメージか不快なイメージをランダムに見せると、不快なイメージの場合にはそれを見せられる前に被験者のからだは反応していた。つねに意識はしていなくても、この「未来を感じる」能力は、脳神経を画像診断する研究所で実際に計測可能な予知能力のひとつのようだ。[*18]

この予知能力を私たちは通常は意識してはいないようだが、緊急事態や危機的な状態では役に立ってくれるのかもしれない。日常的な意識（人の認識の段階ではレベル3）は脳の他のシステムと比べて、比較的スローだという証拠がある。さらに、私たちの直感は論理的に考える意識的能力よりずっと素早い。[*19] 直感を生み出すのは脳のなかの島と前帯状皮質で、世界をより地球規模で総合的に理解する能力に寄与している脳の部位だ。[*20]

直感的認識（人の認識の段階ではレベル5）は言語には頼らないが、モラルや倫理的課題に関して前頭葉に情報を与える役に立つ。[*21] この直感的認識は科学のプロセスの一部でもあり、偶発的にみえる現実認識をツールとして科学者はDNAの性質、重力、幾何学、相対性理論などを理解してきた。アインシュタインもかつて、「知性は発見の道ではあまり役立たない。そこに直感などと呼ばれる意識の飛躍が訪れ、解決策を思いつくが、その理由やメカニズムはあなたにはわからない。すべての偉大な発見はこうして生まれる」と述べている。[*22]

知性で見える以上のものが人生にはあり、通常の意識を中断させて私たちの内にあるクリエイティブな認識のレベルで自省することで、私たちは現実に関する見方をまったく変えることができることを悟りは示している。そうわれわれは考えている。それがささやかな洞察であろうが、「なるほど」の瞬間であろうが、または悟りの体験でもたらされた認識の大きなシフトであろうが、そのときに自己変革が起きるのだ。

トニー・ロビンズと「ワンネスの祝福」

個人的には人の意識が離れた何かに影響するという可能性には魅力を感じているし、それが事実なら悟りに関するわれわれの説明にも役立つだろう。数年前に私は人を啓発する講演者として著名なトニー（アンソニー）・ロビンズと一緒にこの概念について実験するチャンスを得た。彼や彼の妻と小さな飼い犬との出会いは心弾むとても楽しい経験となった。

トニーは「ワンネスの祝福」とも呼ばれるシャクティパットに関心をもっていた。それは悟りを開いた師から弟子の意識に叡智とエネルギーが直接伝達されるヒンズー教のスピリチュアルな伝統儀式で、いったん悟りが開けたら次はあなたが他人に祝福を与えられるようになる、というものだ。

トニーが私を含む数人に「ワンネスの祝福」を提供してくれることになった。ニューヨークのフォーシーズンズ・ホテルのスイートに行くと、15人が祝福を受ける準備ができていた。好きな場所に座り、儀式の間中、目は閉じているようにとトニーは私たちに指示した。儀式は瞑想を誘うようなソフトな音楽で始まり、私たちは心身をリラックスさせて、ゆっくり息を吸って吐きながら呼吸に意識を集中するように言われた。15分くらい経ってから「授け手」とみなされる数人の人たちが私たちの前に歩み寄り、私たちの胸と頭に手を置いた。彼らが私たちに祝福を「伝達」している間、彼らの手が振動しているのを感じたが、言葉はまったく交わさなかった。

儀式では各回60秒くらいの伝達が3～4回繰り返されたあとで、ゆっくり目を開けて今ここに意識を戻すようにと言われた。

私は実際、この儀式で驚異的な体験をした。ずっと目は閉じていたが、最初に触れられたときには私のまぶたに強い光が訪れた。暗い部屋で目を閉じていたところ、突然顔に懐中電灯の光をあてられたような感じだった。私は悟りの体験ではパワフルな明るさの美しい光を見るという描写が多いことを思い出した。私の体験にはそうした激しさはなかったが、それに似ている要素もあった。もちろん雲間から太陽が顔を見せ、部屋を明るくした可能性もあるが、目を閉じた状態ではその光が私の想像だったのか、「ワンネスの祝福」に関係するものだったのかはわからなかった。そうした視覚体験はその後再びすることがなかったので判断はしづらかったが、興味はもったので、脳神経の断層診断の実験をすることにした。

「ワンネスの祝福」を授ける人と受ける人の両者の脳に起きていることを観察したかったのだ。こうした実験は前代未聞だったので、スキャンの結果に私の期待は募った。その結果は仏教徒や尼僧のスキャンの結果に似ているのだろうか、それともトランス状態に入った霊媒師やペンテコステ派の脳の変化に近いのだろうか？　それとも別のパターン、もしかしたら悟りに特有のパターンが見られるのだろうか？

しかし、私は問題に直面した。受け手が祝福を与えられているかいないかわからないようにするには、被験者の対照群の状態をどう設定したらよいのか？　振動している手を誰かにあてられたら、何かされていることがわかるのは明らかだ。エネルギーを伝達されていることが受け手にはわからない「盲検」をする方法を発見できたら、「ワンネスの祝福」に関わる特別な脳神経の活動があるかないかがわかる。そうしたら、「何か」が人から人へ伝達されたことがわかる。

私は面白い可能性に気づいた。「ワンネスの祝福」の実践者の数人から、他人に触れなくても伝達はできると聞いたのだ。実際に、受け手を別室に隔離することもできるという。それなら問題が解決できるだけでなく、離れたところにいる他人の脳に人の意図が影響を与えられるかを科学的に調べるチャンスにもなる。

そこで、私は「ワンネスの祝福」の授け手と受け手の腕の静脈からカテーテルを注入した。彼らは別々の部屋にいたから、私はただワンネスの祝福が始まった時点で放射性トレーサーを注入するだけでよかった。研究の前に授け手と受け手が接触しないように気をつけたが、授け手には受け手の写真を見せ、その人の名前と建物内のどこにいるかは知らせた。受け手にはランダムな順序で2回セッションすると告げた。1回は授け手が休んでいるだけの対照群で、もう1回はワンネスの祝福の伝達だ。実際にどの時点で祝福が送られたかは受け手の側からは知りようがなかった。

ブラジルの霊媒師のときと同様に、SPECTのプロトコルに従えば、われわれはワンネスの祝福の伝達前後の授け手と受け手の脳の画像を見ることができる。もし違いが発見できれば、何らかの類の伝達、または悟りが得られた可能性についての新たな証拠になる。

祝福を授けるパワー

さて、われわれの発見は？　通常は他人に意識を集中すれば、前頭葉の活動は増加する。しかし、「ワンネスの祝福」では授け手の前頭葉の活動は実際には減少し、そのパターンはブラジルの霊媒師や異言をしゃべるペンテコステ派とよく似ていた。授け手によれば彼らの体験は直接受け手に意識を集中するというよりは、祝福の背後のパワーに明け渡し、自分から他の人にエネルギーが流れるのを許すというものだった。

ペンテコステ派や霊媒師とは異なり、「ワンネスの祝福」の授け手の場合は頭頂葉の活動も減少していた。したがって、悟りの神聖なエネルギーが彼らを通して流れる間には彼らの自意識も消えていたことになる。この頭頂葉の活動の減少は1時間近くにわたって深い祈りを続けた人に見られた現象と類似していた。尼僧の場合には、その瞬間に神かキリストが自分の眼の前にいるように感じていたし、仏教徒の場合には、純粋な意識に溶け込み自意識が消えたように感じていた。祝福を授けている人にも同じことが起こるのかもしれない。授け手の自意識は消え、スピリチュアルなエネルギー、シャクティパットだけが残るのだ。

しかし、授け手が祝福を与えている最中に悟りを開いたかどうかはわれわれにはわからなかった。霊媒師の場合と同様に、その後の彼らの信条には変化がなかったが、彼らがワンネスの祝福に深く関わるようになったきっかけとなった最初の祝福を受けた体験には、彼らの信条は変わったのかもしれない。

祝福を受けることの無力感

では、祝福の受け手の方には何が起きたのか？　その方が私にとっては重大な関心事だった。が、実際にはあまり感心できない結果となった。被験者にどちらのセッションで祝福を受けたような気がするかを尋ねたのだが、推測があたっていた人は約半数に過ぎなかった。統計学的にはまったくの偶然ともいえ、コインを投げて表裏をあてるのと変わらない。他人からエネルギーを受けたかどうかはわからない場合でも、受け手にとっては価値があるのかもしれないと私は思った。

脳のスキャンを見ると、対照群の状態と祝福を受けている状態にはいくつかの領域で統計学上意味がある違いが見つかった。右尾状と右海馬（記憶と抽象的な思考に関わる領域）の活動が10～15％減少していたのだ。したがって、辺縁系の深部にあるこうした部位がワンネスの祝福の影響を受けた可能性がある。しかし、受け手が何も検知できないとしたら、脳の

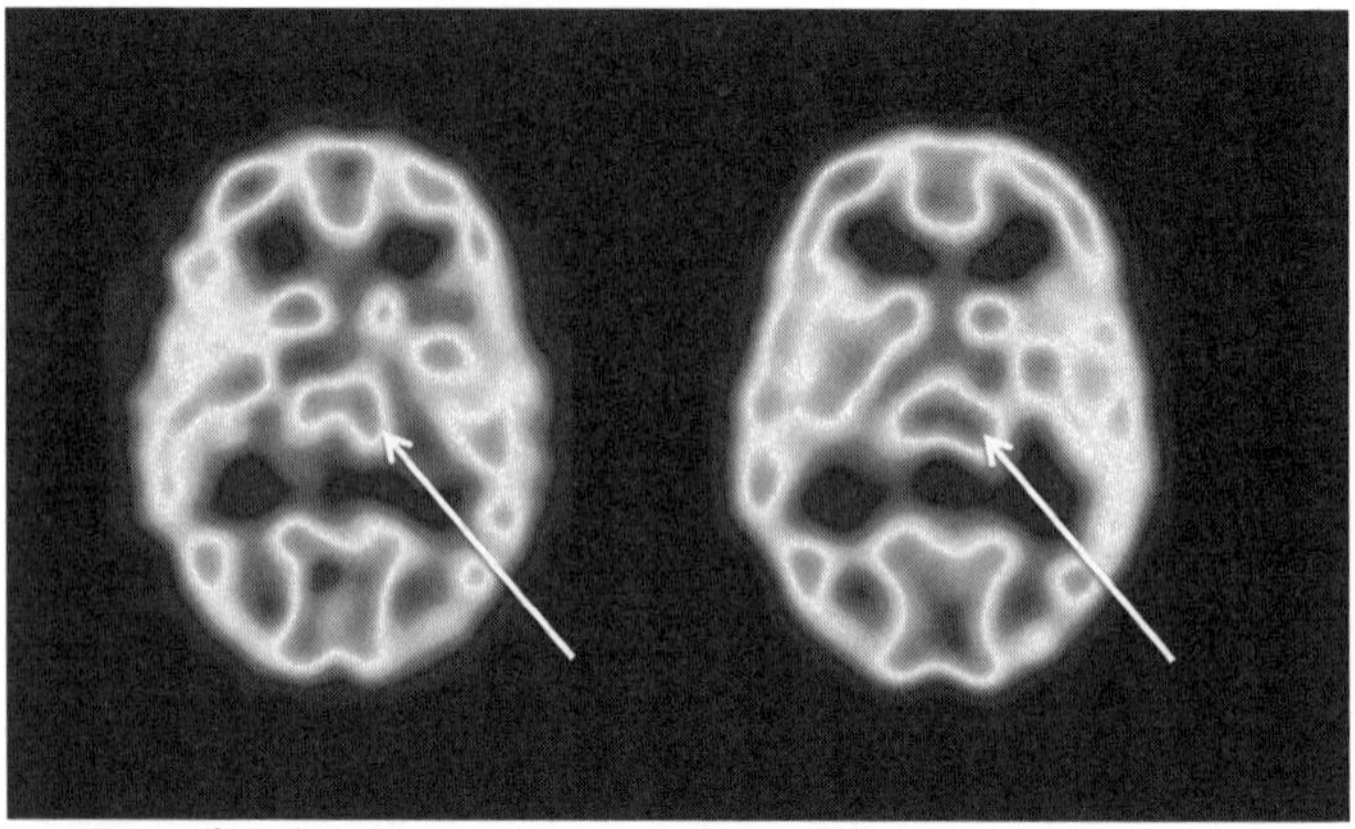

図2　受け手のSPECTスキャンを見ると視床の活動が増加している
（矢印が示すより暗い領域）

微細な変化には何か意味があるのかどうかはどのようにしたらわかるのだろう？　あきらかに、受け手は強烈さ、明瞭さ、ワンネス、明け渡しや信条の変化といった悟りに関わるとされる価値観はまったく感じていなかった。また実際に悟りが伝授されたなら、感情を司る脳の領域の活動量の変化により快感を感じるはずだったが、それもなかった。

興味深いことに、「ワンネスの祝福」の最中には受け手の視床の活動は増大していた。先に説明したように、視床は感覚認知に関わる部位で、意識のセンターである前頭葉と脳の他の領域の情報通信に関わる。では、何が視床を刺激していたのだろうか？　おそらく脳では認知しているが意識には入ってこないほど微細なエネルギーや感覚があるのだろう。被験者が少数だったことと記録した

変化が小さかったことを考慮すれば、この実験からは確固とした結論を引き出しにくい。

あなた自身の意識を変える

悟りにはワンネス、至福感や自己変革をもたらす洞察といったクオリティがあるが、ワンネスの祝福の受け手からは、尋常とはいえない思いやイメージ、感情があったという報告はまったくなかった。しかし、意識が本当に脳の限界を超えて広がれるのであれば、それはどうでもよいことなのかもしれない。私の考えでは、その体験が本人にとってよい体験だったのかよくない体験だったのか、恩恵のある体験だったのか、害のある体験だったのかがより重要なのだ。われわれの研究のすべてに一貫して発見できたのは、ほとんどの人が「精神修行は自分の人生により大きな意味と目的を付加してくれた」としていることだ。人生に目的や意味がなければ、不安やウツに陥りやすくなる。[*23] サウス・フロリダ大学の研究者が発見したように、これはとくに思春期の世代にあてはまる。目的意識は「忍耐力、寛容さ、楽観性、慎み、成熟した自己意識、そしてより円満な人格の統合」を促進する。[*24] 既成の宗教やスピリチュアリティに背を向ける「ノンズ」と呼ばれる成人や大部分の若者も増加している折、次世代の探求者のマインドに光明を与え導く新たなツールや体験が必要だ。

私たちは両手や言葉に出さない思考で即座に他人に光明を与えることはできないが、楽観性、好奇心、心の広さ、そして無知のベールを超越する希求に満ちた信条を自分で築くことはできる。多くの研究結果が示すように、瞑想、マインドフルネス、ヨガ、深い黙想の祈りは私たちの感情のコントロールを助け、他人への同情心や思いやりを増大させる役に立つ。[＊25]自分自身の意識の変化に注意を向ければ、個人的成長が起こるのは明らかなのだ。これは東洋の悟りの概念にはあてはまらないかもしれないが、啓蒙時代が象徴する西洋の考え方を反映していることは明らかだ。それは激しい自省によって論理的で科学的な真実の発見が導けるという考え方だ。

ワンネスの祝福について最後に付け加えるなら、対面のやりとりの方が脳によりパワフルに影響することはわかっている。スピリチュアル・ヒーラーによる手からからだへの接触もそうした機能を果たしているのだろう。代替医療の世界で「エネルギー療法」と呼ばれるヒーリングタッチその他のさまざまなセラピーの効果に関する研究例も数百あるが、その多くが、患者の不安、ストレス、痛みの軽減に効果があるとしている。[＊26]統計的に大きな意味がある結果は出なかった研究も多いので、研究からはっきりしたことはいえないが、その理由はもしかしたら単純かもしれない。よい変化のほとんどは、患者が自分の癒しの儀式に積極的に参加している場合に起きている。だとしたら、解決策も同様に単純かもしれない。自分にとって快適で、刺激があり意義深いと思ったツールを組み合わせて自分自身の精神修行をつくり出せばよいのだ。そして、個人的な、対人関係上の、またスピリチュアルな価値観に従って言葉を選び、行動できるようになれば、その人は悟りが開けた、といえるのだと私は思う。

8　ハートをワンネスに向けて開く

夜8時。北カリフォルニア湾岸のビッグサーの崖を越えて流れてくるそよ風。25人の人々が一般にはあまり知られていないスーフィズムの儀式、ズィクルのワークショップを始めるところだ。スーフィズムは神聖な愛とワンネス、悟りを重要視するイスラム教神秘主義だ。

このワークショップは3つのグループに分かれていた。グループ1は壁に背を向けて座っている。彼らの役目はグループ2が大きな輪になる間、リズミカルに手を叩くかさまざまな太鼓を叩くことだ。彼らは「ライラハイララー」と唱えつづける。これは神以外の神はいないといった意味のマントラだ。すべてがワンネスとなることへの祈願で、神の愛に心を開くようにという呼びかけだ。マントラを唱えている最中には頭を左右に揺すりつづける。

グループ3は輪の中心でクルクル回るダービッシュの儀式のダンスを踊る。1273年にトルコのスーフィズムのメヴレヴィー教団の信徒が創造した儀式で、片手をまっすぐ上に向け、もう片方の腕は地面に向けて下げた人たちがクルクル自転しながら、ゆっくり輪のなかに入る。その輪を囲むグループはマントラを唱え、手を叩き、太鼓を叩きつづける。

ドラムのスピードが速まり、マントラを唱える人の声が大きくなり、頭やからだもさらに大きく左右に揺れ出す。真ん中でクルクル踊る人のスピードもどんどん速くなる。こうした動きは脳に大きな影響を与え、[*1]リズミックなサウンドが自律神経を刺激し、脳の部位のなかで前向きの激しい感情に関わる報奨の領域を活性化させる。

ケビンは外側の輪でマントラを唱えながら頭とからだを左右に揺すっていたひとりだった。彼は48歳でその信条は人智主義や無神論に近かったが、さまざまな宗教儀式を体験してみるのが好きだった。ケビンはこのズィクルを楽しんでいた最中に、異変を体験した。ふだんは自分の口から出ているように聞こえる自分の声が、1メートル先の左側から聞こえるような気がしたのだ。彼は興味を覚えたが、不安も覚えた。サイケデリックな体験で感覚をコントロールできなくなるのかもしれないと思ったのだ。ズィクルの目的は神の存在に完全に明け渡すことで、その点では聖霊を招いて異言をしゃべるペンテコステ派の儀式に似ている。より深い変容意識に入っていく代わりにケビンはドラマーの隣に座って休むことにした。自分のマインドが雲の上に浮かんでいるように感じたのだ。

儀式が終わったときには、彼は至福にあった。快感が全身に行き渡るように彼は感じていたのだ。その夜彼は眩しいネオンライトがさまざまな形に輝く美しいイスラム教寺院に自分がいる夢を見て夜中にその夢から覚めた。目覚めて目を開けたにもかかわらず、そのビジョンはその後30分間も続いた。ベッドに座ってカラフルな光を見ていると、頭の奥から奇妙なメロディーが聞こえた。突然に彼は奇妙な自己愛の感情に包まれ、それは1時間以上続き、そのあとに深い眠りに落ちた。起きたときにはすっかりリラックスしていて、活気を取り戻していた。その感じは数日続いた。彼はその体験を「自分の心配や疑いがすべて崩れて消えたように感じた！　それまでに感じたことがなかった内なる安らぎだった」と語った。ケビンは東洋の悟りの概念には詳しかったので、その体験が彼の人生を根本的に変えるものだったかも聞いてみた。彼によれば、たしかにそれは激しい体験で内なる安らぎと自己愛の感覚はとくに深遠だったが、長続きはせず、まもなく彼は自分が慣れ親しんだ自己懐疑の気分に浸っているのに気づいた。

「いや、悟りが開けたとは思わない」と彼は私に言った。「しかし、そうした状態に自分が到達できることはわかった。実際に私はその体験を、自分が本当になりたい存在になるための手がかりにしてきた」

私に言わせれば、これはおそらく「小さな悟り」体験で、本当の「悟り」がどんなものかの下見のようなものだ。人によっては同じ体験が人生をすっかり変えてしまうこともある。一方、懐疑心がとくに強い人にとっては、単に楽しく気持ちを高揚させた体験に過ぎないかもしれない。だからこそ、「悟り」は非常に魅力的な研究テーマなのだ。それは突然起こるかもしれず、徐々に起こるかもしれない。その体験がどれだけ価値があり意義深いものなのかにもよるのだ。

ケビンの体験を聞いて私はイスラム教やスーフィズムの修行がどんな脳の活動を引き起こすのだろうと興味をもった。悟り体験を導く他の修行に似ているのだろうと私は推察したが、間もなくそれを解明するチャンスが訪れた。しかし、その話をする前に、少しイスラム教の背景について説明しておこう。とくに部外者にとっては地球上で最も誤解されやすい宗教のひとつだからだ。

伝統的なイスラム教

最近では過激派の動きについて耳にすることが多いために、1500年前からあるこの宗教の多くの側面は現代人には誤解されやすい。イスラム教も他の宗教と同様でその信徒の多くは平和主義者だが、つねに聖典の一部を引き合いに出して他人への暴力をけしかけるグループも出てくる。なにか事件が起こると、宗教のほとんどの信条が黄金律、十戒といったとても前向きな理想や平和な瞑想の修行を支持していることは見過ごされがちになるのだ。「イスラム」という言葉の語源はアラビア語の動詞のアスラム、「受け入れる、明け渡す、捧げる」という意味で、イスラム教徒の精神性のベースはアラビア語で神を意味するアラーのワンネスに向けて心を開くことだ。お気づきのようにワンネスと明け渡しはほとんどの悟り体験にみられる5つの主な要素に含まれている。多くの人が神とアラーは別の存在だと誤解しているが、実際にはイスラム教の聖典であるコーランの内容はキリスト教の新約聖書よりも、そのもとになったユダヤ教の聖書に近いのだ。

神の名前の語源

悟りに到達するために神を信じる必要はないが、神の存在はそれを促進するための意識の中心になる。しかし、それは神をどう定義するかによる。ちょっと考えてみてほしい。あなたにとって神はどういう意味をもつのか？　われわれの調査によれば、この神秘的な言葉についてまったく同じように語った人は10％以下とごく少数だった！

「神」という言葉が最初に表れたのはアルジェンテウス写本という6世紀のキリスト教の書

物だ。[*2] それ以前には原始キリスト教のほとんどの書物では「テオス」という言葉が使われていた。それはどんな神仏も指す言葉で、その語源はギリシャ語の「ゼウス」だ。「アラー」という言葉が使われ出したのは8世紀かそれ以前で、中東のキリスト教、ユダヤ教、イスラム教では広く使われつづけた。ほとんどの学者はアラーはアラミック語のイラー、ヘブライ語のイロアー、またはイ（エ）ロヒムのバリエーションで、すべての神仏のなかで最高最強の存在を示す一般名詞だと考えており、そのなかのふたり、イ（エ）ルとアルは古代のアッシリア語、フェニキア語、バビロニアの書物にも書かれていた。[*3]

人類を創造し監督する単一の神という意味では神とアラーは言い換え可能だ。しかし、神の真の名は約二千年近く前に破壊された寺院の外では口にしてはならないので、間接的な名前が与えられた。たとえば、神の名前はときにはヘブライ語の文字「yod」「heh」「vav」「heh」(YHVH) という発音不可能な言葉で示された。

ユダヤ教神秘主義でもイスラム教神秘主義でも、神を意味する言葉は多い。無限の知識、完璧なる善、力強いすべて、正しさ、崇高な存在、奇跡のつくり手、解放者、守り手、賢さのすべて、すべてをゆるす者、生命の与え手、そして、死をもたらす者などだ。現代の神秘主義者の間では、アラーは源、息、すべてのワンネスとも呼ばれてきた。こうした神秘主義の伝統は説明できない神の性質と、何らかの深遠な方法で神に「触れた」と人々が感じる悟りの体験の重要さを認識している。キリスト教、ユダヤ教、イスラム教の神秘主義の伝統では、信徒は神の聖なる存在に明け渡すことで神とのワンネスを深く感じることを強く望む。それが起きたときには人はパワフルで新たな信条に導かれることが多いのだ。

イスラム教では伝統的なシャハーダ（信仰告白）の信条は「神以外の神はいない」としている。ユダヤ教ではシェマという基本の祈りがあり、同様に「主は神、主はひとつ」としている。キリスト教では使徒信条に「真の神は唯一の存在で、永遠、無限、交換不可、理解不能、全能で言いようがない」とある。つまり、アブラハムを起源とする西洋の三大伝統宗教では、神のワンネスについては合意しており、そのワンネスのなかで、この神秘的な言葉には数百のクオリティやパワーが込められているのだ。[*4]

神秘的なイスラム教

スーフィズムの起源はモハメッドの従兄弟で義理の息子のアリー・イブン・アビー・ターリブに遡る。初期のスーフィーは神聖なる存在との直接のつながりを感じ、真実の明示、純粋な愛と平和の至福の体験が得られるまで、深い瞑想状態でコーランの重要な一節を唱えつづけた。これは、純粋な意識とひとつになるヒンズー教神秘主義の修行によく似た体験だ。スーフィズムに異なる教派が結成されると、それぞれが独自の儀式や教義を踏襲し出した。北アフリカからパキスタン、インドに至るまで、今日では中東全域で数百の小さな地元の団体がある。音楽、ダンスと宗教的フレーズを繰り返し唱えることでトランス状態に入るが、そうした行為は主流のイスラム教の司祭の多くからは異教視されている。スーフィズムのリーダーたちが自分たちの神秘的な体験をもとにして、聖典を極端に解釈しがちだからだ。

13世紀のスーフィーの詩人で東洋の悟りの概念を反映させた詩が多いルーミーの英訳が出たことで、20世紀の中頃からスーフィズムは広く知られるようになった。欧米にさまざまなスタイルのスーフィズムが紹介され、なかにはそのベースとなったイスラム教の哲学のほとんどを除外したものもある。つまり、西欧のスーフィズムは、普遍の愛、受容、そして神の聖なる名前と一体になることで悟りが開けるという概念に基づく修行になったのだ。多くの神秘的な伝統と同様、中心となる伝統や統一された教義はない。

こうした理由から、多くの学者はスーフィズムを宗教とはみていない。その代わりに、世界中で見受けられるエキゾチックな叡智の伝統（ネイティブ・アメリカンのスピリチュアリティ、ケルトの儀式など）のひとつとみている。たとえば原始キリスト教のグノーシス主義の修行では、「人は聖なる言葉で悟りが開ける」とされた。[*5] スーフィーは言葉にはこだわらないが、神と深くつながる悟りを目指す神秘主義者だ。

スーフィーの脳の内側

スーフィズムでは神聖な存在との神秘的な合体を達成するためにズィクルのようなさまざまなテクニックを使う。ズィクルの目的は神のスピリットを思い出し、喜んで受け入れることで、そのためにこの章の初めで紹介したような複雑な手順の儀式を行う。ズィクルの表向きの目的は修行者の心を清めスピリチュアルな直感（qalb）が得られる至福の状態（hal）に入ることだ。現実のものであれ想像上のものであれ、それが日常のマインドを満たす悪魔を克服する助けとなる（nafs）。修行によってその人が個人としての人格と自我（fana）を抹消できたときに、アラーまたは神（haqiqat と marifat）と直接つながることによって得られる深いスピリチュアルな知識が得られる。

神がもつ99の名前を体感することでハートを上昇させて悟りに達することを目的とするズィクルの儀式もある。11世紀のイスラム教の学者、アル・ガザーリーはその著書『ハートの達人たち』（未邦訳）で次のように述べている。「神がハートの支配者になるとき、神聖なるものの真の特質が輝く」[*6]。神とのつながりによって人は覚醒し、世界の本性を理解し、悟りが開けるのだ。多くの歴史学者はアル・ガザーリーをモハメッドにつぎ重要なイスラム教徒で、イスラム教がスーフィズムを受け入れる基盤をつくったとみている。[*7]

スーフィズムについて書かれた本は多いが、私の知るかぎりでは彼らの精神修行の脳をスキャンした研究はない。私の大学が関わる地元のイスラム教徒の団体の協力を得て、私は研究所で儀式をしてくれるスーフィーとイスラム教徒のグループをつくった。

ズィクルは通常グループで行われるので、アメリカ人のスーフィーを病院の一室に招き、さまざまな詠唱とからだの動きを伴う彼らの修行を一緒にしてもらった。ケビンが参加した儀式と同様に、彼らが1時間近くにわたって唱え、からだを揺すったあとに、SPECTのプロトコルに準じて、儀式の最後の方で最も悟り体験に近い深いトランス状態になってから放射性トレーサーを彼らの腕から注入し、彼らの脳に起きた変化を撮影した。

スーフィーの脳では、同じくからだを激しく動かすペンテコステ派のキリスト教徒の場合と同様に、前頭葉の活動が劇的に減少していた。前述したように、前頭葉の活動が減少したときにはわれわれが人の認識の段階のレベル4としているクリエイティブな想像の意識の状態になりやすい。ケビンのように体外離脱の感覚を体験したり、ビジョンが見えたり、声が聞こえたりすることもある。そして激しく超常的なリアルさは長時間、数日続くこともある。

しかし、それだけで悟りが開けるのだろうか？　その可能性もあるかもしれないが、その体験が自分の人生にどんな意味があるのかを評価するには、その人自身が深く考えてみる（人の認識の段階のレベル5）必要があるとわれわれは考えている。

もうひとつ、とても興味深い発見もあった。スーフィーの脳のスキャンでは、左側に比べると右の前頭葉の活動の方が大きく減少していたのだ。これは霊媒師の場合と同様で、他の研究者の瞑想の研究でも似たような脳のアンバランスが報告されている。[*8]右の前頭葉は否定的な思考や心配に関わることが多い。その活動が減少すれば、悲観は減少するので感情的な健康は改善できる。[*9]だから、瞑想や本書で説明したような激しい修行をすれば、ほとんどの人が喜びや至福といったいい気持ちを体験できるのだろう。

このことの重大さをちょっと考えてみよう。神経科学的な見地からすれば、激しい精神修行は実際に周囲の世界を認識する私たちの能力を変える。私たちが日常の活動をしているときには休息している脳の部位が儀式の修行の最中には活性化されるのだ。現実に対する私たちの感覚は変わり、脳は新たな神経網を形成できる。慣れ親しんだ習慣は突如中断され、より健全な習慣が形成できる。その結果、私たちはより自由に人生の見方を変えられるのだ。

穏やかな瞑想や祈りはストレスや不安を減少させるが、スーフィズムの詠唱といった激しい修行のように私たちの意識を劇的に変える力にはなりにくい。マインドフルネスのような自省型の修行はありのままの自分を受け入れる役に立つ。これに繰り返しの動きやサウンドと深呼吸といったより激しい修行を加えれば、昔からの確固とした信条を維持させてきた神経回路を断ち、自分の考え方や行動を変革できるのだ。

悟りの体験により神経網のつながりを比較的短時間で大幅に再構成することができる。その結果には私たちが研究で発見したように、脳とからだへのきわめて大きな利点がある。物事を前向きに考えたり感じたり、世界を新たな視点で体験できるようになるのだ。

ズィクルの最中の脳のスキャンでは前頭葉の活動が変化するだけでなく、50分から60分の詠唱のあとには頭頂葉の活動も減少することをわれわれは発見した。それはキリスト教徒や仏教徒の1時間にわたる修行で起こる変化に類似していた。この脳の領域は自己イメージの構築と維持に責任をもつ。したがってその活動が突然減少することで、精神修行者の多くが自分の感覚、自我が消えるように感じるのも理にかなっている。これは東洋哲学でよく語られる重要な要素だ。そうなったときに残るのはアラーとのワンネス、宇宙との融合、純粋意識、または神への接近といった、修行者の黙想の対象のみになる。

イスラム教の経典が宣言したように、その瞬間には「神しか神はいない」。神経科学的にみれば、「認識以外の認識はない」、または「愛以外の愛はない」といえるかもしれない。この見方は仏教、ヒンズー教、キリスト教の瞑想の伝統にも通じる。内なる平和、外界の平和を促進する役に立つ神経上リアルな存在感のある状態だ。ワンネスを意識することで人はすべての人やものと親密なつながりを感じる。人の心から愛が溢れ出るようになることが、スーフィーにとっての究極的なゴールのひとつなのだ。

習慣を超えた祈り

ズィクルは基本的にはスーフィズムに関連したものだが、一般的なイスラム教の社会にもサラートと呼ばれる祈りのスタイルがあり、イスラム教徒は1日数回それを行わなければならない。サラートは立ってさまざまな韻文や祈りを唱えながらお辞儀をし、腕と手で独特の動きをして座ってから五体投地することを繰り返す儀式だ。10分から20分かかり、1日5回以上そうして祈らないのは罪だとされている。

イスラム教徒の精神修行に関する脳の研究はあまりないが、マレーシアの大学が行った研究ではイスラム教徒が義務づけられたとおりの動きを4回繰り返しても、人がリラックスした状態に関わるとみられる脳波のアルファー波には大きな変化はみられなかった。[*10] これは、宗教の種類にかかわらず、習慣化した祈り方だと脳にあまり影響を与えないのかもしれないということだ。しかし、この研究者で利用された脳波計は脳の最も外側の表面の微弱な神経電気活動しか計測できないものだったので、脳の深部ではより大きな変化が起きていた可能性はある。だから、経費が高額になってもわれわれはSPECTやfMRIなど神経活動の動画が構築できるスキャナーを好むのだ。

習慣となっていても修行を日課にすることには利点があることを示す研究も複数ある。たとえば、最近の研究によればサラートを日課として実践するイスラム教徒は、実践しないイスラム教徒より動的バランス（とくに高齢者にとっては重要な生理機能）が優れていた。[*11] イランの大学で行われた別の研究では、手術直前のイスラム教徒がイスラム教の祈りを40分続けると、不安感が大幅に減少した。[*12]

最近、サラートの最中の脳をスキャンできる機会を得た私は、ほぼ「自動的に」（ほとんど努力せず）行う祈りと、かなり意図的に情熱を込めて激しい集中力で行う祈りにはどんな違いがあるのかを知りたいと思った。本書ではイブラハムと呼ぶこの実験の最初の被験者はイスラム教の実践者だったがあまり信心深くはなかった。われわれが思っていたとおり、より深く祈るほど明け渡した感覚になったと彼も感じた。悟りをもたらす可能性もある感覚だ。

悟りの「ボタン」が脳のなかにあるのだろうか？

特定のタイプの祈りや瞑想で激しさを変えるとどうなるかをみた研究は数少ないが、われわれはイブラハムでそれを研究したが、数年前にも私は同様の実験をしたことがある。かなりベテランの瞑想者に彼らが行うふたつのタイプのクンダリーニ・ヨーガを実践してもらったのだ。[*13] ひとつはキルタン・クリヤ、もうひとつはシャバッド・クリヤと呼ばれるものだった。共にサタナマ（SA-TA-NA-MA）というマントラを繰り返し唱えつづけるが、シャバッドのスタイルでは深呼吸も加わった。１９７０年代にこうしたテクニックをアメリカに紹介したヨギ・バジャンによれば、シャバッド・クリヤはからだのスピリチュアルなエネルギーを覚醒させ、それにより悟りが開ける。このテクニックはとても強力なので、なかには一時的に精神病のような症状を体験する人もいる。[*14]

このわれわれの研究では、最初に前頭葉の活動が増大したが、瞑想の激しさが増すと、その活動は極端に減少した。これは人が深遠な精神状態や神秘的な状態にいるときに脳で起こることに関するわれわれの理論と一致している。われわれはまた、頭頂葉の活動が減少することも発見したが、この変化はワンネスやつながりの感覚の増大に関わるとみられる。大脳辺縁系の活動が増大したのは被験者が激しい感情を体験した理由にもなる。こうした結果はスーフィーがズィクルを行っている最中の脳の変化にも似ている。サラートを日課にしても同様の変化がみられるのだろうか、と私は思った。

サラートの日課を実践中のイブラハムの脳のスキャンでは、一般的な前頭葉の活動はみられたがとくに活発ではなかった。言い換えれば、髪をとかしたり車を運転したりといった習慣的な日常の行動時と脳の反応は変わらなかった。行動が記録され繰り返されるときには、前頭葉はあまり活発に活動しなくてもよいのだ。

次に、できるかぎり激しく祈るように、と私はイブラハムに指示した。コーランで語られるような天啓を意図的に求めてほしかったのだ。彼はサラートの動きの速度を遅くし、祈りをよりパワフルにするためにかつてないほど集中した。終わったときには彼は目に見えて疲れていた。いつものやり方のサラートと比べてどう感じたか彼に尋ねると、より大きな喜びと深い神への明け渡しの感覚があったと彼は答えた。

より激しくサラートを行っている最中の脳をスキャンすると、人が明け渡しを感じるようにトランス状態を導く精神修行を実践中の脳と同様に、前頭葉の活動の大幅な減少が見られた。さらに、前帯状皮質の活動が増大していることにもわれわれは気づいた(次頁図3参照)。これは興味深かった。なぜなら、このふたつの脳の領域は一緒に働くことが多いからで、ではなぜそれが異なる方向に向かったのだろうか?

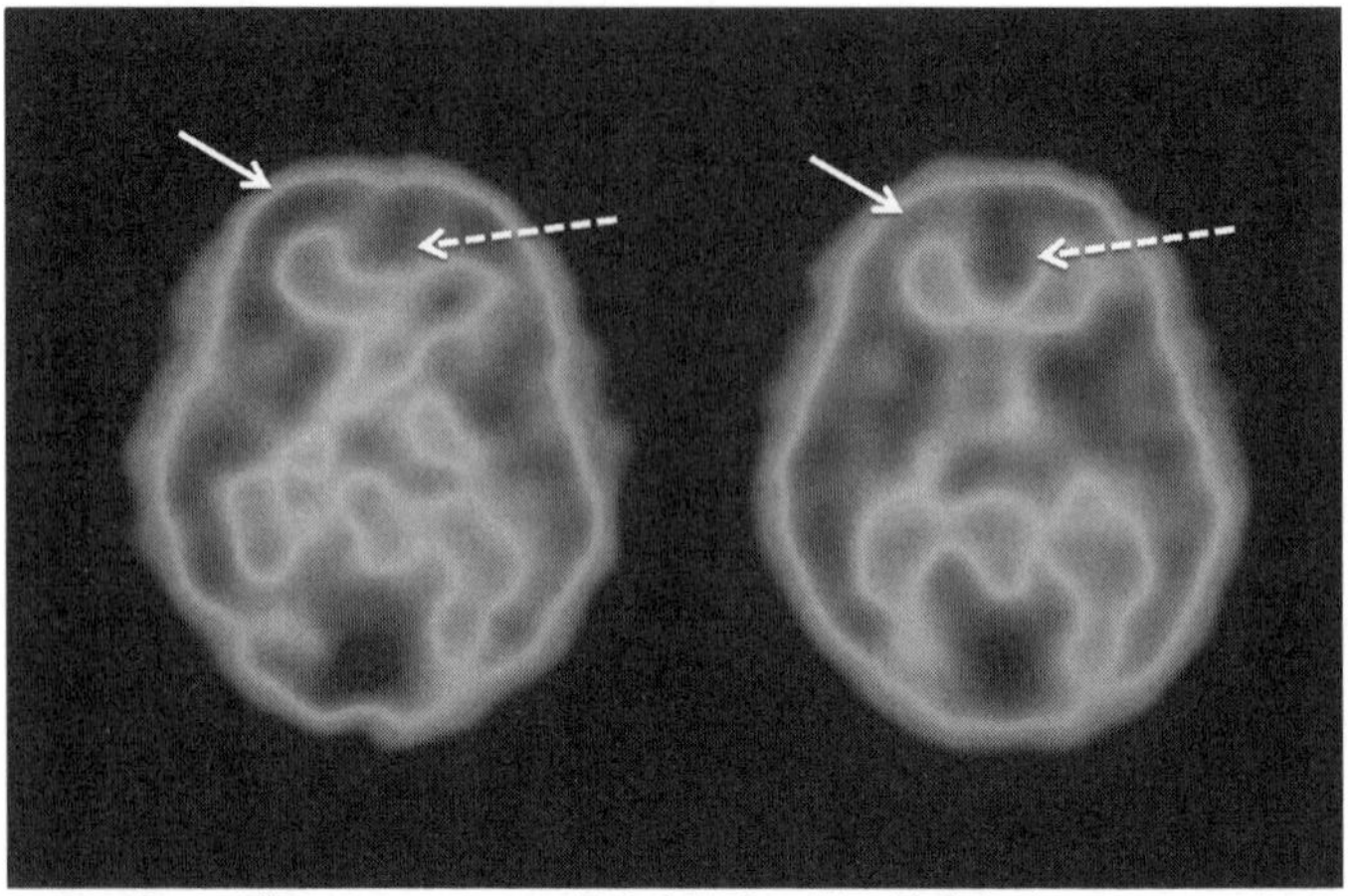

図3　左の画像はサラートの日課を実践中の脳の活動を示している。イブラハムがより激しく行うと、右の画像で見られるように前頭葉の活動が減少した（実線が示しているのは当初は暗かったのが祈りの最中に明るくなった、つまり活動が減少した部分だ）。また、前帯状皮質（点線が示す右の画像で、スキャンではより暗く見える）の活動は増大している。

平常時には前帯状皮質は前頭葉からの信号を受けて、感情的な反応をコントロールしている。脳の感情のセンターの活動を減少させることで、人を落ち着かせるのだ。前頭葉と前帯状皮質の両方が刺激されたとき、通常見られる変化とは異なる変化が観察できた。イブラハムは落ち着く代わりに激しい感情と明け渡しを感じたのだ。前頭葉の活動の減少によって知的な心配や恐れが中断されたことが、激しい精神修行がより至福やエクスタシーを導きやすい理由ともみられる。また、前向きな感情に関わる脳の報奨領域の活動も増大していた。こうした領域が刺激されると、パワフルな快感をもたらす神経物質のドーパミンが分泌されるのだ。[*15] また、習慣的な祈りでは起きない頭頂葉の活動の減少も観察された。つまり、明瞭な意識で意図的に精神修行に没頭することで他者や外界との一体感とつながりの感覚は増大するのだ。

信じられないことを瞑想すべきではない

さまざまな精神修行を体験してきた私の共著者のマークはわれわれの初期の実験のひとつに参加したときに、右記と似たような体験をした。彼が長い白髪で光り輝く人を神のイメージとしてそれに意識を集中していると、突然にそのイメージが消えた。気分的にもなんとなく中断したので深呼吸してから、今度は白い光が自分に注がれるという東洋の精神修行でよく利用されるイメージを思い描いてみた。彼とは事前に、深い黙想の状態に達したら合図をするように示し合わせてあった。通常なら深い黙想に入れるまでに40分から60分かかるのだが、彼は6分で手を挙げた。どれだけ短時間だったか彼に伝えると、彼は真から驚き、1時間くらい経った気がしていたと言った。激しいエネルギーに満たされたような体験だったそうだ。催眠中や至福の状態や、フロー体験中、またはさまざまなドラッグ体験中には時間の感覚が歪むことをわれわれは他の研究者の報告から認識していた。[*16] また、意識の状態の突然の変化は脳の多くの部位の変化にも関連づけられている。[*17] 脳のスキャンではマークの前頭葉の半分の活動は大幅に増加し、半分の活動は大幅に減少していた。きわめて不思議だった！実際、3日間にわたってマークは気分が高揚してほとんど眠れなかった。それがかつて体験したなかで最も強烈で好ましい体験で、真の悟りの体験だと彼は思った。

が、彼のムードはまた突然変わり、その後2週間にわたって彼は消耗を感じていた。マーク自身の解釈によれば、意識を変容させたいという自分の欲望が激しい興奮状態を引き起こしたが、それは躁状態に似たものだった。彼が「平常」に戻ると、その体験から悟りが開けたという感じはまったくしなかった。

そうしたマークの見方に私は完全には同意できなかった。なぜなら、その後数ヶ月を経て、マークは自分の瞑想の仕方を完全に変えたからだ。自分がまったく信じていないスピリチュアルなイメージや宗教観に基づく伝統的な精神修行の代わりに、自分の人生に意義や目的意識を与えてくれる思いやり、平和、自己受容といった無宗教の主要な価値観に意識を集中させるようになったのだ。それにより行動が変わり彼の人生を改善させることになっただけでなく、信じないものを対象として瞑想すれば脳に異常な活動を起こさせかねないことに彼は気づいた。こうした洞察がマークの人生と研究の報告を劇的に変えたわけで、それは悟りの条件にすべて該当するのだ。

おわかりのように、マークはけっして神の存在を信じたことがなかったが、その概念には魅惑されていた。彼の両親はユダヤ教徒だったがほとんど寺院には行かず、家族の会話に宗教的な考え方が出てくることはなかった。人が自分の価値観の中心とはしていない対象や信条に強く意識を集中させると、神経的な不協和、感情的衝突が起こり不快な状態になるのではないかと私は考えている。人は矛盾する価値観や信条を意識的にもつことはできるものの、矛盾があると脳は意義ある生産的な方向でその体験を統合することができないことを、マークの脳のスキャンは示唆している。

マークにそうした私の意見を伝えると、自分の体験が悟りのすべての条件にあてはまることは認めたが、悟りとは呼びたがらなかった。私はそれがよく理解できた。悟りが開けたと主張するのは、少々ナルシスト的だからだ。マークはその体験で自分の人格が変わったとは感じていなかった。瞑想の仕方が変わっただけなのだ。とはいえそれは彼の人生にとって「なるほど」の偉大な瞬間だったのは確かなので、小さな悟り体験と呼んでもいいかもしれない。

マークの体験は弟子が理解不能なパズルのような公案と呼ばれる課題を与えられる禅の修行を私に思い起こさせた。老師に対して論理や理屈で答えることはできず、人の認識の段階でいえばレベル3にあたる日常意識を利用して「通常」の仕方で答えようとしたら、老師に棒で叩かれかねない。どんなにその課題に意識を集中させても答えは見つからない。解決が不可能にみえる状態に脳が直面したときには、私たちは神経上の苦悩を感じるが、最新のいくつかの研究によれば、それが突然の洞察も促進するのだ。ドレクセル大学の脳の研究者は次のような発見をした。「明白ではなくありにくい解釈をひねり出そうとしている出来事や刺激、状況を突然に解釈し直そうとするときに、洞察が生まれる[*18]」

　マークはまさにそれを体験したのだと私は考えている。自分がしていると思っていたことと、実際にスキャンが示したことの違いに彼（または彼の脳）は耐えられなくなったのだ。神経上の不協和が、自分が描いていた聖書の神のイメージを重荷とせずに、個人的に満足しやすいスピリチュアルな道をマークに求めさせたのだろう。

　われわれが行った別の無神論者の脳のスキャンの研究も踏まえ、概して自分が信じていない対象に意識を集中させるのは賢明ではないという結論に私は至った。それが不安を招くからだ。祈ったり瞑想したりするときには、自分にとって最も大切な希求、信条や価値に意識を集中させるべきだ、というのが私のアドバイスだ。あなたが無神論者なら、神に祈るのではなく、美しい虹や、愛、純粋意識、または単に生きていることの喜びについて瞑想すればよい。あなたが信心深い人なら、以前よりも強く神に祈ればよい。あなたが親なら子どもの弱点を反芻するのではなく、子どもの長所を瞑想するのだ。あなたが政治的なら、反対する政党を嫌うことに意識を集中させずに、あなたの全存在であなたにとって神聖な価値が生かされる社会になるように瞑想するのだ。

しかし、何か新しいことを試すことは忘れてはならない。マークがしたように、別の宗教の価値を試してみる。異なる目から世界をみてみる。そうすることで、あなたは他人に対してより寛容になり、自分をもっと愛せるようになる。悟りは心を開くことで体験しやすくなるのだ。それは単にまったく新しい方法で世界を体験できるということなのかもしれない。

ダークな側面との葛藤

それでは、スピリチュアリティや宗教が及ぼす可能性がある悪影響についてはどうだろう。無神論者はよくそれを口にするし、宗教が起因のテロ事件は世界中で起きている。悟り自体が怒り、不安、暴力といったよくない感情に関わっている可能性もあるのだろうか？　悟りを開いた人が暴力に関わった例はある。最も有名なのは悟りを開いた神であるクリシュナに出会うアルジュナという名の王子について書かれた古代のヒンズー教の教典、バガヴァッド・ギーターだ。血なまぐさい戦いが始まる直前の戦場でクリシュナとアルジュナは出会う。アルジュナは親族と戦いたくないため戦争に行くのを拒んだが、結局は自分の内なる戦士に明け渡さなければならないことに気づく。これは悟りを開いて解放されるまでに人が人生のなかで苦闘しなければならないモラルと精神的なジレンマがあるというたとえ話だとされている。

戦いのたとえ話はヘブライ語の聖書にも新訳聖書（黙示録）にもコーラン（ジハード）にもあり、つねに矛盾する解釈がある。ひとつは文字どおりの解釈でもうひとつは比喩としての解釈だ。スーフィズムを含む伝統的な神秘主義では、誰もが自分の心のなかの悪魔と戦わなければならないということが比喩で語られる。人がもって生まれる葛藤、魂の宇宙的な戦いを沈静化させられるのが、真の悟りということなのだ。

最近になって多くの神経科学の研究が脳で倫理観がどう働くのかを探究している。[*19] 激しい祈りと黙想的修行が刺激する脳の領域は善悪、寛容さと貪欲さ、愛と憎しみを判断しやすくする脳の領域でもあることは驚くにはあたらない。精神修行では人生のこうした課題に神経上で直面させられることになる。そして、精神修行を実践している多くの人は、内なる平和と外界における平和を実現するためには、スーフィーが内なるジハードと呼ぶこうした感情の戦いに長年にわたって苦闘しなければならないと言う。

悟りは暴力や衝突の終わりを意味するものではなく、むしろ、現実についての理解を新たにしてくれるのだ、というのがアルジュナの物語の教えだ。絶望から悟り、分離から統一への過程を人の脳がどう情報処理するかについての知識が深まれば、科学と宗教の橋渡しになるかもしれない。脳科学を賢く利用すれば、ズィクル、「ワンネスの祝福」、さらには霊媒なども利用して、他者への愛と思いやりを広げていけるかもしれない。スーフィズムではそれがハートとマインドを開くための道なのだ。

私は神について反芻する
そして、古びた私の自己は崩れ去る
私はキリスト教徒、ヒンズー教徒、イスラム教徒、仏教徒、それともユダヤ教徒？

そうした言葉に真実が火をつけたので、私にはわからない
今ではすべては灰でしかない
私は神について反芻する
そして、私の古びた自己は崩れ去る
私は男、私は女、私は天使、それとも、純粋な魂なのだろうか？

愛によってそうした言葉が溶けて消えたので、私にはわからない
私の忙しい心に取り憑いていた
そうしたすべてのイメージから私は今、解放された。[*20]

――14世紀のイスラム教徒の詩人、ハーフィズ

9　自己変革を信じるということ

歴史を振り返ってみれば文化の違いにかかわらず突然に悟りを体験する人はいた。これまでの章でみてきたように、さまざまな精神修行が、より高次元の意識への道（われわれが掲げた人の認識の段階ではレベル5と6）に導いてくれるのだ。しかし、われわれの研究結果によれば、積極的に悟りを求める人々は、悟りといった概念を信じない人より、実際にずっと悟りを体験しやすいのも事実だ。私が無限の疑いへの道でしたように、思いやりを育てる瞑想や祈りといった自己変革を求める活動や、深い黙想の状態により自分の信条を振り返ることが、すべて悟りに通じる道となる。

人生をより充実させたり一変させるきっかけとなるような体験をもちたいとはっきり意図することが、脳にとっては悟りへの準備となる。どう自分の意図を枠づけするかにより、実際に起きることの意味、質、強度がかたちづくられるのだ。そこで、ちょっと次のような質問を考えてみてほしい。

1　悟りは可能だと信じるか？
2　悟りの体験をしたいと望むか？
3　そうした体験を引き出すための戦略はあるか？

このゴールを意図的に求める前に、あなたにとって悟りが何を意味するかを明確に定義し、その体験から何を望むのか（心の安らぎ、ワンネス、明瞭さ、神とのつながりなど）をはっきりさせる必要がある。そこで、いま、ちょっと時間をとり、紙とペンを用意して、次の質問に答えてほしい。じっくり考える過程になるよう、意識的に論理と理屈を使って、「悟りは何を意味するのか？」に答えてほしい。時間をかけて、明快に簡潔に、わかりやすく、「的確」な定義を書いてほしい。

それができたら、次の実験をしてみよう。質問に対して論理的に理屈で考える代わりに、自分の直感に答えを求めるのだ。神経上より速い自由な連想で、次の質問に答えてほしい。「悟りはあなたにとって本当は何を意味するのか？」。努力せず自分の意識を行き来する想いをよく観察すればするほど、驚くような答えが思い浮かびやすくなるだろう。

この質問への答え方は人それぞれだ。たとえばある人にとっては悟りは不安や自己懐疑からの解放かもしれない。別の人にとっては神との直接的なつながりの象徴かもしれない。しかし、そうした答えは通常、脳の日常的な意思決定の過程（人の認識の段階のレベル３）が生み出す知性の反応だ。ところが、学生や被験者に自分の直感に耳を傾けるように指示すると、彼らをレベル４のクリエイティブな想像に導くことができる。同じ人がたとえば次のような異なる定義を「聞いたり」、受け取ったりすることが多いのだ。「私にとっては悟りは自分の意識を満たす光の球のように見える」または「私にとっての悟りは過去から解放されるという意味だ」といったように。さらに、論理的な答えと直感的な答えの両方を振り返ることで、脳は抽象的な概念や言葉よりむしろビジュアルや象徴として情報を処理するようになる。人の認識の段階のレベル５にあたる、より総合的な自己観察だ。ときにはこのエクササイズだけで小さな悟りの体験が導ける。

また、自分にもたらしたい変化についてよりはっきりわかっているほど、その体験の模索に向けて脳を準備させやすくなる。そこで、次の質問を自分にしてみてほしい。「自分の人生の方向を変えたり人生を充実させるために、私は本当は何を発見したいのか？」。より深くあなたがリラックスしているほど、直感の「囁き」は聞こえやすくなる。あなたの「悟り」や「自己変革」のゴールを書き、自分の想いをうつろわせ、白日夢を見ながら、そうした言葉について瞑想してみる。新しい情報のかけらが認識できたら、それを書き留め、さらに自分の思考や認識を観察しつづける。長く時間をかけるほど、より多くの洞察が得られ、自分のリストにある言葉を見つめていると、あなたをその方向とゴールに導く体験を脳が求めはじめる。これが、「小さな悟り」や「悟り」を導きやすくする意識的な方法だとわれわれは考えている。

明け渡しの練習

しかし、悟りを発見するための道程は、けっして一直線ではない。あなたが真摯に変革的なシフト（人の認識の段階のレベル6）を体験したいなら、悟りに関する自分の信条を一時的に棚上げしなくてはならない。あなたが今書いたことも含めてだ。意識的にそうすることであなたの脳はその代わりとなる新たな信条を求め出す。あなたが悟りを求め、自分の古い考えを中断させつづければ、われわれが掲げた人の認識の段階のより高い次元に自分の意識を押し上げることができるのだ。

この過程は人それぞれなので、自分で実験する必要があるが、研究によれば、あなたの脳は与えられたどんな要求に対しても行動がとれるはずだ。たとえば、私は自分が信じているすべてのことを疑うことができたことはわかっているので、自分の脳が通常当たり前と思われていることでもある程度は疑ってかかりがちなこともわかっている。あなたは自分の直感を信頼し、信じることができなければならない。だから、時間をかけて自分の最も深い信条を疑問視し、宇宙や神についてあなたが知らないこと、知りえないことに考えを集中させる。そして、自分にとって慣れた瞑想を熱心にすればするほど（パート3でいくつかの瞑想のスタイルを紹介する）、新たな体験への扉が開かれていくのを自分に「許す」。

私は無神論者の友人がかつて言っていたことをよく思い出す。「神が私のところへ来て、私と握手して、『私は存在する』と言った場合に限って、私は神を信じるだろう」。私はそれに対してこう答えた。「君はそうなっても神の存在を信じず、自分を精神科病院に入院させることに僕は賭けるよ」

おわかりのように、彼の神への不信は強すぎて、神に顔を殴られても、その体験は現実だとはたぶん信じないだろう。科学者も同様なのはよく目にしてきた。新しい考えの受け入れを断固として拒む。宇宙の性質が彼らの信条とは異なることを示すデータがある場合でもそうだし、医療のあり方に対しても同様だ。

私は大学教授なので、新しい考えに心を開き、他の考え方も考慮することを人に奨励する。さらには自分自身の信条も疑ってかかることを奨励する。なぜなら、それがあなたの脳にとってとてもよいことだからだ。自分の信条に挑戦し、新たな考え方に心を開くのはとても激しい体験だが、何事もすぐに判断を下そうとすべきではない。自然な過程に任せるべきなのだ。

あなたがどのように悟りを想像しているかは知らないが、実際の体験はおそらくあなたの想像とは大きく異なるものになるだろう。実体験がもたらすことを喜んで受け入れることもある程度必要なのだ。多くの宗教では、これは明け渡しと呼ばれる。またはより高次元の権威やパワーに自分の意志を任すことだ。それには信仰、根気と献身が求められる。

しかし、古い信条をあきらめることにはリスクもある。だから、宗教には二重の足かせがある。伝統的な宗教はその組織の特定の教えを守ることを求めるが、悟りはそれらを超越することにある。だからこそ、自分自身のスピリチュアルな努力で悟りを得たと感じた人は新たな宗教を始めがちだし、伝統派はそうした人々を迫害したがる。また、人の信条が変革すると、古い信条に戻るのは神経上、不可能なようなのだ。信仰の自由や不可知論から無神論に変わるようなパワフルな体験を突然した人はそうした状態になり、神を中心とした修行に戻ることはできなくなる場合が多い。結局のところ、古い信条や習慣にすぐ戻るようなら、たいした変革とは言えないのだ。

寛容と受容

ここでさらに深い問題が提起される。悟りはあなたの信条をどう変えるのか？　前述したように、われわれの調査への回答者の多くはライフスタイルや人生への態度が永遠に変わったとしている。たとえば、9割の回答者はよりスピリチュアルになったとしているが、宗教をより深く信じるようになったという人は5割に過ぎない。つまり、悟りは自分が信じてきた宗教の教義の超越を人に強いるのだ。また75％の回答者は死への恐れが減ったとし、80％は自分の人生に意義や目的をより感じるようになったとしている。しかし、私が発見した悟りが導く最も重要な変化は、悟りを経た人は他人をより受け入れやすくなることだ。したがって、理論上は異なる信条を受け入れている人は悟りに到達しやすいことになる。

これを直接テストするために、私は同僚のナンシー・ウィンタリングと共に「信条許容度テスト」と呼ぶ質問表を作成した。異なる宗教や文化に対して人がどれだけオープンかを測るテストだ。どんなタイプを体験した人がオープンになるのかを知るために、われわれはこのテストをより広範囲の調査のなかに入れた。このテストは今すぐにあなたも試すことができる。なるべく正直に次の9つの質問に答えるだけだ。あてはまる番号を丸で囲めばよい。

終わったら、丸をつけた数字を足す。たとえば、質問1では、その信条が自分自身の信条とは異なっていてもすべての宗教は基本的には正しいとあなたが強く信じるなら4を丸で囲み、あなたは4点獲得したことになる。

しかし、質問2は少しクセモノだ。あなたが参加したことがある儀式をすべて選ぶのだ。ひとつしか参加したことがなければ1点しか得られないが、5つ参加したことがあれば5点（質問2で得られる最高得点）を得られる。

信条許容度調査

【やり方】次の質問はあなたのスピリチュアルな、または宗教的な信条や体験に関するものです。どの答えにも正誤はありません。各質問ごとに自分に最もあてはまる答えを選んでください。

1　その信条が自分自身の信条とは異なっていても、すべての宗教は基本的には正しいと思いますか？

1　まったく同意できない
2　あまり同意しない
3　同意しがち
4　まったく同意する

2　自分が属する宗教やスピリチュアルなグループ以外が行う儀式で参加したことがあるものをすべて選んでください。
1　赤ちゃん、子どもや思春期の子どもへの入門儀式
2　結婚式
3　癒しの儀式
4　聖職者の認定式
5　葬式

3　自分が属する宗教やスピリチュアルなグループ以外が行う礼拝に参加したことがありますか？
1　まったくない

2　一度か二度ある
3　数回ある
4　よく参加する

4　自分が属する宗教やスピリチュアルなグループ以外が行う礼拝に積極的に参加してきましたか？
1　まったくない
2　一度か二度ある
3　数回ある
4　よく参加する

5　自分が属する宗教やスピリチュアルなグループ以外が行う礼拝のイデオロギーや宗教的内容はあなたにとってどれほど心地よいものですか？
1　まったく心地よくない
2　ある程度
3　中くらい

4　とても心地よい

6　自分が属する宗教やスピリチュアルなグループ以外が行う礼拝の儀式に関してあなたはどれほど心地よく感じますか？

1　まったく心地よくない
2　ある程度
3　中くらい
4　とても心地よい

7　自分とは宗教やスピリチュアルな信条が異なる相手とデートしますか？

1　絶対にしない
2　たぶんしない
3　しがち
4　もちろんする

8　自分とは宗教やスピリチュアルな信条が異なる相手と結婚しますか？

1　絶対にしない
2　たぶんしない
3　しがち
4　もちろんする

9　自分とは異なる人種やエスニックな家系の人と結婚しますか？
1　絶対にしない
2　たぶんしない
3　しがち
4　もちろんする

あなたの総得点は？　最高得点は37で、すべてに完全にオープンであることを意味する。最低得点は8で、基本的にあなたはどんな考え方にも閉鎖的で、異なる宗教の伝統行事にはまったく関心がないことを意味する。

われわれの調査の回答者をみると、平均得点は22点だった。これはちょうど最高得点と最低得点の中間点で、他人の宗教的信条の受け入れに関しては、われわれの調査の回答者は概して態度が曖昧だということなのだろう。得点が高い人は「悟り」を開きやすく、中間の人はより「小さな悟り」を体験しやすく、最低点に近い人は態度や信条の大きなシフトを体験しにくい。もちろん、どんな調査にも限界はあり、われわれの結果も事実の反映とは限らないが、そういう傾向があるとみることはできる。調査の結果をみると、自分の宗教をより強く肯定している人ほど他人の宗教の信条は許容しにくい。しかし、宗教の多様性が広がりつづけるアメリカのようなところでは、他人を受け入れやすい傾向がある。またわれわれの研究によれば、学歴が高い人は低い人より許容度が高い。異なる伝統について学んだり読んだりするほど、また異なる背景の人々と一緒に学ぶ機会が多いほど、新たな考え方に接する機会は広がり、その人の核となっている信条を変えるのだ。

ハーバード大学の研究者たちは信条を3つのタイプに分類している。事実と嗜好とイデオロギーだ。[*1] この小さなエクササイズを試してみてほしい。宗教と宗教以外の信条を含み、あなたが最も強く信じている信条をいくつか書いてみてほしい。仕事、家族、人間関係、政治、科学、倫理に関する信条を考えてみるのだ。そのどれが事実だろうか？　事実だと他人がいうことをあなたが受け入れているのはどれだろう？　そして、単にあなたにとっての好みなのはどれだろう？

たとえば、あなたは神を信じていないかもしれない。または神は信じているが、聖母受胎は信じていないかもしれない。また、宗教上の信条にかかわらず、たぶんあなたは盗みや嘘はよくないと信じるだろう。あなたが絶対の真実と信じるそうした信条が未来の行動や振る舞いを支配するイデオロギーを形成する。しかし、信条が単なる自分の好みによるものなら、それを疑ったり棚上げしたりするのは簡単だ。

ハーバード大の心理学者によれば、人は早ければ7歳で宗教的信条は真実ではなく嗜好だという見方をもちはじめ、自分の信条とは異なる他人の信条も許容しやすくなる。われわれの調査でも年をとるほど人の許容力は高まる。これはとくに50歳以上の人にあてはまる。

古びた信条を棚上げする

人生に信条をもつことは必要だが、人がいったん信じた信条を疑問視することはあまりない。しかし、これまでに私たちは自分の信条がいかに他人との関係に制約を与えているかも学んだ。たとえば、私たちは誰でも無意識のうちに、他人の信条ではなく自分の信条こそが真実だという先入観をもっているので、自己中心的な態度で他人の信条を判断しがちだ。[*2] 実際、さまざまな信条による先入観には前頭葉と頭頂葉の活動の増加が関わっている。[*3] しかし、悟りの体験は脳のそうした領域の活動を減少させるとみられる。だから、自己変革を希求すれば、他人への許容力を高められることにもなるようなのだ。

われわれの調査では、すべての質問のなかで、最も許容度が高かったのは、異なるエスニックの家系の人との結婚だった。結局のところ、自分が本当に信じない説教は受け入れにくいのだ。

われわれが行った信条許容度調査では、全般的な許容度はその人が属する宗教とどう関わっているかにもよるようだ。西欧の伝統的な一神教を信じる人は、悟りが宗教的信条の中心にある東洋の伝統的な宗教を信じる人より、かなり他人への許容度が低かった。東洋の伝統的な宗教を信じる人は、自分の信仰とは異なる人との結婚にもより積極的だった。

では何も信じない人はどうだろう？　実際には無神論者の他人の信条への許容度はちょうど中くらいで、他人の宗教的信条にとてもオープンな人もいれば、どんな宗教的信条にも断固として反対する人もいるようだ。

所得の上中下による違いはなく、貧しいか裕福かは、心の広さや許容力、他人の受け入れやすさには影響しないようだった。性別もあまり影響なく、男女共に心がオープンな人も閉鎖的な人もいる。

しかし、悟りと許容性の関連をみてみると、最も激しい体験があったと報告した人は信条許容度調査でも最も得点が高かった。より興味深い発見もある。瞑想を実践している人は祈りやその他のスピリチュアルな修行の実践者よりも許容力の得点が高かった。したがって、瞑想のような修行は他の修行よりも、他人を受け入れる力を養う助けになるようなのだ。

親切心は許容力を高める

報告によれば、人が悟りを体験している最中には他人への思いやりをより強く感じていることが多いようだ。だから、思いやりと親切心を育てれば、悟りへの道を拓くことにもなる。思いやりをベースとした瞑想を実践することで他人への許容力を高められることはわれわれの以前の研究結果も示している。このことから私は「愛に満ちた思いやり」と呼ばれる瞑想法に興味をもった。その基本的なやり方は簡単だ。まず、次のような言葉を声に出して、または心のなかで自分に向けて5分間唱えつづける。「私が幸福でありますように。私が健康でありますように。私が愛と心の安らぎに満ちていますように」。次に友達や家族を思い浮かべて「あなたが幸福でありますように。あなたが健康でありますように。あなたが愛と心の安らぎに満ちていますように」と言う。次に、そのメッセージを知り合いに送り、さらにあなたを傷つけ怒らせた人々にも送る。このパワフルな修行の最後の段階では、あなたの愛と親切心を世界のすべての人、すべての文化、人種、宗教、政治をもつ人にも送る。そうしながら、誰もが仲良く平和に共存している様子を思い描く。

あなたを苦しめた気難しい人々に親切心を送るのは難しいが、そうすることであなたは自分の脳をよりよく改善できる。[*4] あなたの脳は嫌な記憶を深く根づかせるようにできており、侮蔑されたり攻撃されたことを思い出すたびに、脳はからだ全体にＳＯＳの信号を送るのだ。この連携を断ち切るには、前向きな思考を生み出し、あなたを動揺させた人や出来事を思い描いたときにも深くリラックスした状態を保てるようにならなければならない。やがて、リラクゼーションの感覚とあなたが創り出した親切な思考が昔の記憶に統合される。しかし、記憶は変わることに抵抗するので、過去の痛ましい出来事を考えても静寂を保てるようになるためには、あなたはこの「愛に満ちた思いやり」の修行を数ヶ月、または数年にわたって頻繁に続けなければならない。究極的にはこうした個人への愛、親切、ゆるしの感情はあなたの記憶回路にしっかり根づき、自分自身や相手、自分が関わるすべての人への思いやりの感情は強まる。繰り返すが、われわれの研究によれば、穏やかなタイプの瞑想、マインドフルネスや「愛に満ちた思いやり」の修行は悟りに向けた脳の準備になるのだ。

ゆるしと思いやりについて想うことであなたの心拍数と血圧は低下する。「愛に満ちた思いやり」は他人への同情心、受容、思いやりに関する神経網を構築する。[*5] また、イエール大学とミシガン州立大学の研究者によれば、私たちは無意識にもつ他人への先入観を減らすことで、[*6]脳の主要な部位の体積を増やすこともできる。[*7] 私が「愛に満ちた思いやり」を毎日1ヶ月間にわたって実践した人を研究した際には、彼女の脳は1日中変化しつづけた。1ヶ月にわたって「愛に満ちた思いやり」を実践したあとには、彼女の脳の感情のセンターと社会性のセンターの活動は大幅に増大し、彼女は自分が他人に対してよりオープンになり、同情心も増大したと報告した。あなたもこの簡単な修行を数週間してみてはどうだろう。ただちに自分自身を愛し受け入れる気持ちが高まるからだ。

愛、ゆるしと思いやりの感情を育てれば、コルチゾールの分泌も減り、からだのストレス負荷も減少できる。[*8] コルチゾールのレベルが低下すれば免疫力も急増して、脳はより効率よく働けるようになるのだ。

ゆるすことで導かれる自己変革

ゆるしは「愛に満ちた思いやり」の言わずもがなの要素だが、意識的に他人をゆるすという行為は人の人生と脳に深遠な影響を与える。[*9] カンザス大学が行った一連の研究によれば、自分を怒らせた相手へのゆるしを実践すると、その前向きな態度を社会的な状況にも幅広く活かせるようになる。[*10] ゆるした人はより理性的で、受容と社会との一体化に向けた態度の表れとして「私たち」という言葉をよく使うようになる。こうした人々は他人への寄付やボランティアにも積極的だ。彼らは心理学者が自己超越と呼ぶ特質をもつが、それはスピリチュアルな悟りにも見られるワンネスとも関わり合っている。

ゆるしには多くの身体的、心理学的な恩恵もある。消耗感が減り、眠りの質が高まり、薬の服用量が減少することもある。[*11] 人生への満足感が高まり、気分はよくなり、愛する人や心にかけている人とのつながりも深まる。[*12] 実際、合計で二万六千人を被験者とした175件の研究結果を分析した研究によれば、ゆるしは心理的なバランスを回復させ、強め、心を沈静化させる最もパワフルなツールのひとつだ。[*13] こうした理由から、われわれは悟りに必要な要素のひとつとしてゆるしを加えている。ゆるしは実践者の人格を変革させるからだ。

よりよい信者になる

われわれの悟りの定義によれば、人は古びた信条により制約を受けるので、過去からの無意識の先入観を超えられるように意識的に自分を訓練するとよい。そこで、あなたの信条をリストにして、ＣＩＡが諜報員《ちょうほういん》の心をよりオープンにさせるために利用する次の７つの戦略に照らし合わせてみてほしい。[＊14]

1　自分にどんな信条があるかを確認し、それが先入観であることを認識する。
2　別の見方をすることに上手になる。
3　他人が自分と同じように考え行動すると思い込まない。
4　自分がいまもっている信条が誤りだと仮定し、それが真実であるシナリオを考える。これが自分自身の信条の限界を知る役に立つ。
5　実際にその役を演じることで他人の信条を試してみる。
6　わざと少数派の見方をとる。そうして思い込みを変えると世界への見方が変わることが理解しやすくなる。

7　自分とは異なる境遇や信条をもつ人と交流する。

表面的にはこうした示唆に従うのは簡単そうだが、実際には容易ではない。たとえば戦略4をこの章の最初のエクササイズで示した宗教的信条にあてはめてみてほしい。そもそもそれが誤りだと想像できるだろうか？　それが誤りだと仮定して、「どうして自分は誤解していたのか」と自分に尋ねてみる。あなたが神を信じているなら、神がもし存在しないなら自分の行動がどう変わるかを想像してみる。あなたが無神論者の場合、神の存在を発見したらあなたの人生はどう変わるだろうか？　自分の基本的価値観は変わらないことを発見し、以前と同じ倫理観で行動しつづける人も多いだろう。

この同じステップをあなたの政治的信条にあてはめ、それがまったく間違っていたと一瞬想像してみる。自分とは異なる政治的信条をもつ人と会うときにそれを実践すれば、彼らにとっての現実は彼らにとって深い意味があることがわかるかもしれない。

私たちは自分の信条による先入観に基づいて世界を理解しがちだが、それが先入観だと認識することで、より優れた思想家、研究者、究極的にはよりよい信者になれる。しかし、脳がひとつの信条を喜んで受け入れた瞬間に、自分の信条とは矛盾するすべての信条に対する先入観が生まれる。したがって、私たちがもつ前向きな信条の一つひとつにも、無意識、または意識的な先入観が伴うのだ。たとえば、あなたが進化論とビッグバンを信じることを選んだら、あなたの脳は地球は6日間で創造されたという聖書の天地創造論者には自動的に不信感を抱く。どちらの信条も私たちの感覚では証明できないのは明らかだが、ひとつの説を真実として受け入れたときに、脳はそれに矛盾する説は自動的に虚偽だと思い込む。

私たちの脳は曖昧さを好まない。これは「不確定性の先入観」と呼ばれる認知機能で、カリフォルニア大学ロサンゼルス校の脳マッピング・センターの研究者が発見したように、悟りの体験にも関わる前頭葉と頭頂葉により制御されている。[*15] 言い方を換えれば、あなたが前頭葉の活動を減少させれば、本書に記した脳のスキャンの研究でも説明したように、あなたの確実性の感覚は減少する。これにより、脳は信条を変える活動に関わりやすくなる。[*16] しかし、その体験後に脳の活動が平常に戻れば、脳はあなたにとっては新たな、悟りが開けた信条を確固たるものとしてパワフルに再構築する。

否定的な信条に意識を集中させれば、私たちの感情や脳に大きな悪影響があることもわかっている。一万二千人の女性を対象とした研究では、自分に対して否定的な信条をもつ人はうつ病になる率が高く、自分に関する否定的な信条が最も少ない人は最もうつ病にかかりにくいことがわかった。楽観的な信条が健全なのは明白だが、それには否定的なことを反芻しがちな脳の性向を無視するか阻害する必要がある。[*17]

　よりよい信者になる次のステップは自分が構築した世界地図は真実のアバウトな推測に過ぎないと認識することだ。第1章で述べたように私が「無限の疑い」の道に関わるようになったのはこのことからだ。自分の知識や信条と現実の間にはつねに抜本的なギャップがあることを私は認識したのだ。実際、私たちの脳が毎日の生き残りを助けるために機能するには、何に関しても絶対的な証明は必要としない。これは悟りへの希求として自分の最も深遠な信条を検証する際にも重要なポイントだ。世界に対して正確である必要はなく、ただ未来に対して前向きでありさえすればよいのだ。世界は危険なところだとあなたが信じていれば、世界の人口の9割以上は親切で思いやりがあり他人を受け入れるという事実に目をつぶることになる。しかし、ひとつの「腐ったリンゴ」が箱全体を腐らせるという効果が繰り返し起こる事実であることも、私たちは毎日のようにニュースで目にしている。

　よりよい信者になるのは難しい。脳を変えるには忍耐と時間が必要だからだ。しかし、多少でもそれに成功すれば、世界の美しさを喜んで受け入れられやすくなる。この理由から、勇気をもって自分の信条を疑い、それに挑戦する人を私は深く尊敬する。そうした人々こそ創造力と成長への意志で自分の人生をより豊かにする人々だからだ。

　自分自身の信条を疑い、その限界を認識することで、私たちは変化への扉を開き、自分と他人を隔てる想像上の境界を消し去ることができる。これが他人との一体化への道だ。信条の変革はつねに悟りの特徴のひとつなのだと私は主張したい。われわれの調査の回答者のひとりはとくにパワフルな体験のあとに、次のように報告している。

それは私が当時意識的に探していた効果ではなかった。そしてそれはあきらかに、自分と世界に関する私の信条が劇的にシフトした「変換体験」だった。それから何年も経ったが、私は自己変革したままだ。

自分の信条が変わるときには、脳にもそれに対応した変化が予測できる。決定的ではないが、異なる信条をもつと神経回路が抜本的に変わるのは事実であることを強く示唆するデータもあるのだ。たとえば、長年瞑想してきた人と瞑想しない人を比べると、信条の形成に関わる脳の領域に違いがあった。実際、あなたの信条が前向きになるほど、あなたは脳と人生でより喜びを感じるようになるのだ。[*18]

前頭葉の活動が減少すると、私たちは意識的な制御を放棄し、より直感的な脳の情報処理の過程に明け渡すので、古びた信条は中断される。そして、新たな神経網が形成され、新たな考え方や信条が育つ。悟りは古びた信条を弱め、新たな信条は現実をきわめて異なる見方で見やすくなるよう、脳を変えるのだ。

次の数章で紹介するエクササイズを実践する際には、この広大で神秘的な世界、あなたの脳がかろうじて把握しはじめた世界で自分自身を見る新たな方法を探索するために、自分の今の信条を振り返り、それに挑戦してみてほしい。その大小はともかく、悟りを求めるのだ。なぜなら、あなたが形成する新たな信条はあなたの内なる世界をより安らかにし、出会う人々とも協力しやすくなるからだ。そして、もしかしたら、あなたがプラトンの無知の洞窟から抜け出せれば、他の人々もあなたのあとに従う可能性さえあるのだ。

Part 3 悟りに向けて動く

ワンネスを求める人よ、
祈り方はさまざまだが
私が祈るときには信心も不信もない。
このからだが私を愛する存在から遠ざけている。
この世界の色と匂いに囚われて。
今夜、私は幸福のベールに包まれる。
神よ、あなたの芳香で私を光り輝かせてください。
そして悼《いた》みという人工の壁から私を解放してください。
私たちは愛から生まれた。
しかし、あなたのメロディーなしでは私は踊れない。
なすべきことはたくさんある！ ＊1

ルーミー　13世紀のスーフィーの詩人

10 悟りの準備

パート1の第1章では悟りに向けた私の旅路を紹介した。それは一緒に研究を始めた当初にマーク（・ロバート・ウォルドマン）にも伝えた内容だ。彼も自分自身の神秘的な体験をいくつか語ってくれたが、彼にとっては私の冒険がユニークな変革の瞬間の引き金になったようだ。マークにその経緯を自分自身の言葉で語ってもらうことにしよう。

マークの物語

アンディー（アンドリュー・ニューバーグ）が「無限の疑い」に包まれた体験を語ってくれたときのことを私ははっきりと覚えている。私にとっては大きな苦悩のような気がしたが、アンディーはそうではなく、無限の疑いに包まれたことで疑問をもちつづけるという長年の苦痛から解放されたと言った。

個人的にはそんな状態を楽しむことなど想像もできない。それは私も10代後半から慢性的な自己懐疑を抱えてきたからだが、アンディーの話は私自身の自分発見の旅路も思い起こさせてくれた。私は25年前、38歳のときに、突然の神秘体験とでも呼ぶような体験をした。スピリチュアリティに関するアンディーの調査で多くの人が回答していたのと似た体験だ。私はオフィスで椅子に座り、なんとなく窓の外を見つめていた。すると突然、わけもなく、私は内なる安らぎに満たされた。木を見て「完璧だ」と思ったのだ。フェンスを見ると、それも完璧に見えた。雑草すら完璧に見え、すべてが他のすべてとつながっている感じがした。自分自身も完璧で、木とフェンスと草とつながっていた。それは純粋な至福で私はまず自分にこう言ったことをはっきり覚えている。「ああ、これが、仏教徒やヒンズー教徒が悟りの説明として書いていたことなのだ」

その瞬間に突如として私の信条は変わった。天国も地獄も神も存在せず、私が死んだらそれがすべての終わりだと「わかった」のだ。それを不安に感じたり悲しむ代わりに、私は生きているという感覚、今この瞬間に生きているという驚異的な感覚で満たされた。それまで経験したことがない何かが起きたのだ。

その感覚は数ヶ月間続いたが、少しずつ、自己懐疑のいつもの状態に戻っていった。しかし、自分の心に浮かぶ感情や思考をニュートラルにただ観察する修行として、異なるタイプの瞑想やマインドフルネスを試してみようという気になった。私にとってはそうした修行は自分の頭に浮かんだ考えや言葉について考えることを許す、自由連想と呼ばれる心理分析のテクニックに似ているように思えた。

自分の感情や疑いが戻った頃に、最初の神秘的な「出来事」とはまったく異なるものの、同じくらい自己変革を導くパワーをもつ、ふたつめのユニークな体験をした。当時、私は精神世界と心理学の研究に没頭していた。そんなある日、何の警告も準備もなく、小さな「囁き声」を聞いたのだ。「マーク、君は宗教や心理学についてはまったく何もわかっていないな」と。

私はたちまち、なぜかは説明できないのだが、炭鉱者が巨大な金塊に出くわしたときのような喜びを感じたのだ。それが自分のなかに昔から存在する内なる批評家だと考えずに、私は再び、抜本的な真実に偶然出合ったことが「わかった」のだ。自分が何も知らないことが「わかった」のだ！　さて、ソクラテスは人生最後に似たような言葉を残したことで満足したようだが、私の「なるほど」の瞬間と突然の自己啓発の喜びはすぐに消えた。私は文字どおり、「ああ、すごい！」から「ああ、クソ！　これからどうすればいいのだ」という心境になった。

つまりミニ悟り体験によって自分を新たに発見し、より大きな全体像、より偉大な真実をみることはできても、次にどうすればよいかを教えてもらえるとは限らないのだ。しかし、私はすぐにすべきことがわかった。学ぶことだ！　そこで私は心理学、宗教、精神世界、意識、そして人間性に関して書かれたものを読み漁り、この執着が私の人生の道筋を完全に変えた。

数冊の学術誌のために年３００冊近くの本を批評するようになったことで、私の執着は仕事に変わった。自分が学んだことにとても感心したので、他人にシェアしたくなり、私は本の著者になった。２００２年にはアンディーとチームを組んだが、１９９０年に起きた「ああ、すごい！　ああ、クソ！」体験以外には深遠な体験はなかった。その代わり、私は単にさまざまなタイプの瞑想を試しつづけ、私に世界との一体感を感じさせてくれた最初の神秘体験をちょっとだけ垣間見てきた。

そのすべてを変えたのが、アンディーの「無限の疑い」との遭遇だった。彼からその話を聞いて数ヶ月後に、私は人生で最も驚異的な体験をした。私は『奇蹟の詩―サード・ミラクル』という１９９９年制作の映画を見ていた。奇跡の主張が偽りであることを暴くためにバチカンに雇われた、神の存在に懐疑的な神父の物語で、宗教的イデオロギーにはとても懐疑的な私には共感できるところがあった。

映画は第二次世界大戦中のヨーロッパの小さな村のシーンから始まった。爆弾の音が聞こえ、小さな少女が空を見上げて祈りはじめる。不思議なことに爆弾の音はやみ、村は救われる。映画のシナリオにはこの出来事も含まれており、やがては奇跡と認められる。

その映画は前にも見たことがあったのだが、そのときは、映画を見終わったあと、私は外に出て陽光を浴び、自分があらゆる疑いの気持ちから解放されたのを発見した。アンディーとはほぼ正反対の体験だった。私はまず「ああ、これがたぶん人が言う恩寵《おんちょう》なのだろう」と思った。

私は「疑いの不在」に圧倒されそうになった。人生でそんなことは体験したことがなかったからだ。しかし、それこそが多くの本を読みはじめた主な理由だった。内なる安らぎを私は探していたのだ。それ以前に起きた私の「なるほど」体験では、自分は何も知らないという気づきは数秒しか続かなかったが、この「疑いなし」の状態は2ヶ月近く続いた。健全な感覚が私を輝かせたようで、私は突然、多くの講演依頼を受けるようになった。また、この体験を経たことで人生の新たなゴールもできた。それは、自分自身と他人の人生に個人的な変革を導くための最も効果的な方法を探すことだ。

この体験は悟りについての私の信条も変えた。悟りを開くことを求める代わりに、人生によく起こる小さな悟り体験を尊重することの価値もきわめて高いと思うようになったのだ。私にとってはそうした小さな体験が人生のより大きな意義と目的にスポットライトをあてる役に立ってくれる。私は自分の道筋の小さな存在でいることに満足しており、究極の真実の発見にはあまりこだわってはいない。また、アンディーが自分の話を語ってくれていなければ私の「疑いなし」体験が起きたかどうかはあやしい。だからこそ、本書でわれわれがシェアする話があなたの意識的な自己変革探求のインスピレーションになることを望んでいる。

意欲、明け渡し、そして神経の共振

マークが重要な点を指摘してくれた。それは、「悟り」や「小さな悟り」の体験をシェアすると、他人にも同様な体験を引き起こすことがあるということだ。過去20年間の私の研究結果、悟りの探求は人の脳に備わった基盤構造だと確信している。おそらくそれは私たちがほとんど何も知らずに生まれるからで、私たちは学び育つように条件づけられている。そして私たちが変化するにつれて、現実への認識も進化しつづけるのだ。

私たちが他人の体験を聞くときには、その人たちの表情や声のトーンを見聞きすることで、脳が鏡のように他人の脳の活動を反映し出す。これはよく記録された現象で（必ずしもミラーニューロンとは関係ないが）[*1]、だからこそ、本書でも多くの人の個人的な体験を紹介してきたのだ。

他人の考え方や経験を見聞きすると、自分に起きた似た出来事を思い出しやすくなる。自分の人生の質を高めてくれた過去の自己変革を振り返ることで、さらなる変革への希求に向けて脳を刺激させられる。ひとつのエクササイズや瞑想であなたが悟りに導かれるとは保証できないが、われわれの研究は悟りへの過程を加速する基本的なステップをいくつか明らかにはしている。

1　はじめに、自分が最も大切にしてきた信条が揺さぶられる可能性もあることを認識したうえで、真摯に洞察と変化を欲しなければならない。信条とはあなたが過去に設定した原則で、悟りは辞書の定義によれば「無知に新たな光をもたらす」とある。

2　第2に、穏やかなリラクゼーションと気づきに向けたエクササイズをする準備が必要だ。これは次のステップにより圧倒されることを防ぐ助けとなる。

3　第3に、あなたの古い習慣と日常意識を中断する激しい儀式に参加する必要がある。

4　第4に、その儀式体験に完全に明け渡し、没頭しなければならない。

5　最後に、その儀式を最後まで終えたあとに、意識が変容していた間に起きた感情、思考、感覚を10分から20分にわたって深く振り返る。

意欲—準備—参画—明け渡し—回顧、この5つの基本的なステップによってあなたの脳は悟りへの準備ができる。

ステップ1

意欲をもつことはきわめて重要だ。というのは、あなたがほぼ人生を通じて信じてきた信条に進んで懐疑心をもつ意志と変化への意欲に関わることだからだ。まったく異なる考え方を受け入れる準備はできているか？　倫理観、政治的、宗教的な信条に自ら挑み、これまでの信条が間違っていた可能性にもオープンになれるか？　これが、悟りに関わるさまざまな体験と洞察を導く引き金になりやすいマインドの状態だ。ステップ1で変化に対する意欲をもてば、悟りの体験があなたの古びた世界観を破壊しても、それに圧倒されずに済むかもしれない。

ステップ2

準備も必須だ。なんらかの身体的または精神的なストレスがあると、われわれの人の認識の段階の図式で示したクリエイティブで自己回顧的な段階に進みにくくなる。だからこそ、数分間マインドとすべての筋肉をリラックスさせることが重要なのだ。あくびやゆっくりとした意識的な呼吸、そしてゆっくりするストレッチが次の段階への最も速く到達できる道だ。

ステップ3

宗教儀式への参画にはさまざまなやり方がある。あなたがすべきことは、繰り返しの運動や音をつくり出すか、または特定のポーズ（われわれの研究によれば、心地よいかぎりどんなポーズでも構わない）をとるかだ。しかし、それが変わっていればいるほど、脳はその活動に没頭する。これにより、脳がリラックスして創造力や想像力を発揮する妨げとなる習慣的な考え方や行動をストップできる。

ステップ4

明け渡しは、私が尊敬する心理学者のミハイ・チクセントミハイがフローと呼ぶ状態とも比べられる。人が自分の活動に没頭するあまり自己感覚が消えはじめる状態だ。[*2] 簡単に時間の感覚を忘れ、フローの状態が維持できる。判断や期待もせずにその活動自体に明け渡し（没頭）できれば、それが悟りの準備段階になるようなのだ。脳のスキャンの研究によれば、人がフロー状態にあるときには前頭葉の神経活動は大幅に減少している。[*3]

ステップ5

深い回顧はあなたの体験を日常の生活に統合させるために必要だ。それにはただ自然に意識に入ってくる感情、思考と感覚のすべてを、判断を下そうとせずにマインドフルに観察すればよいのだ。10分間か20分間回顧したあとに、自分に次の質問をする。「この体験から、大小どんな洞察を得られたのだろうか?」。起きた体験を日常的な意識で整理することが、その後の行動や信条を変える役に立つのだ。

最初はあなたの日常意識が自分の現実感を変えようとする試みに抵抗するだろう。とくに自分の信条や現実認識を変えるかもしれない新しい体験を脳が受け入れ統合するには大量の代謝のエネルギーが必要だからだ。また、人間の脳は曖昧さや驚きを好まない。快感のある体験は喜んで求めるが、新たで激しい体験は高い意識の状態やクリエイティビティ、想像を停止するためにある危険検知の脳神経の回路を刺激する。しかし、いったん、脳がどう抵抗するかの過程がわかれば、それは簡単に克服できる。ここで役立つのがわれわれが提唱する人の認識の段階の図式だ(227頁の図参照)。

本能的な恐れの反応はレベル1の認識の役目だが、環境的には安全とみられるかぎり、人の認識は図式の私が丸く囲んだ段階にとどまる。意図的な「日常」意識が真ん中で（レベル３）、今私たちが書いたりこの本を読んだり聞いたりする意識だ。主に特定のゴールを達成できるよう意図的な決定を行うために使われる、言語が中心となった認識だ。

意図的な意思決定のために、脳はレベル２の認識である自分の記憶と習慣的行動を利用する。人は消耗したときには、マインドがうつろい、白日夢を見はじめる（レベル４の認識）。通常はこのクリエイティブな過程に自分では気づいていないが、私たちがリラックスしている間に、脳が問題解決しているのだ。人は起きている間は１日のほとんどを通じて、つねにレベル２、３、４の認識の段階を行ったり来たりしている。

しかし、私たちが自分の認識のなかに意図せずに浮かんでくる感情や思考、夢想を観察することを意図的に心がければ、よく精神修行で語られる自己回顧の状態（レベル５の認識）に移ることができる。もし幸運にも「なるほど」体験や大きな洞察を得ることができれば、私たちは自分の信条や行動を変えることができ（レベル６）、体験が強烈なら、そのクオリティはわれわれが前述したような悟りに近いものになるだろう。

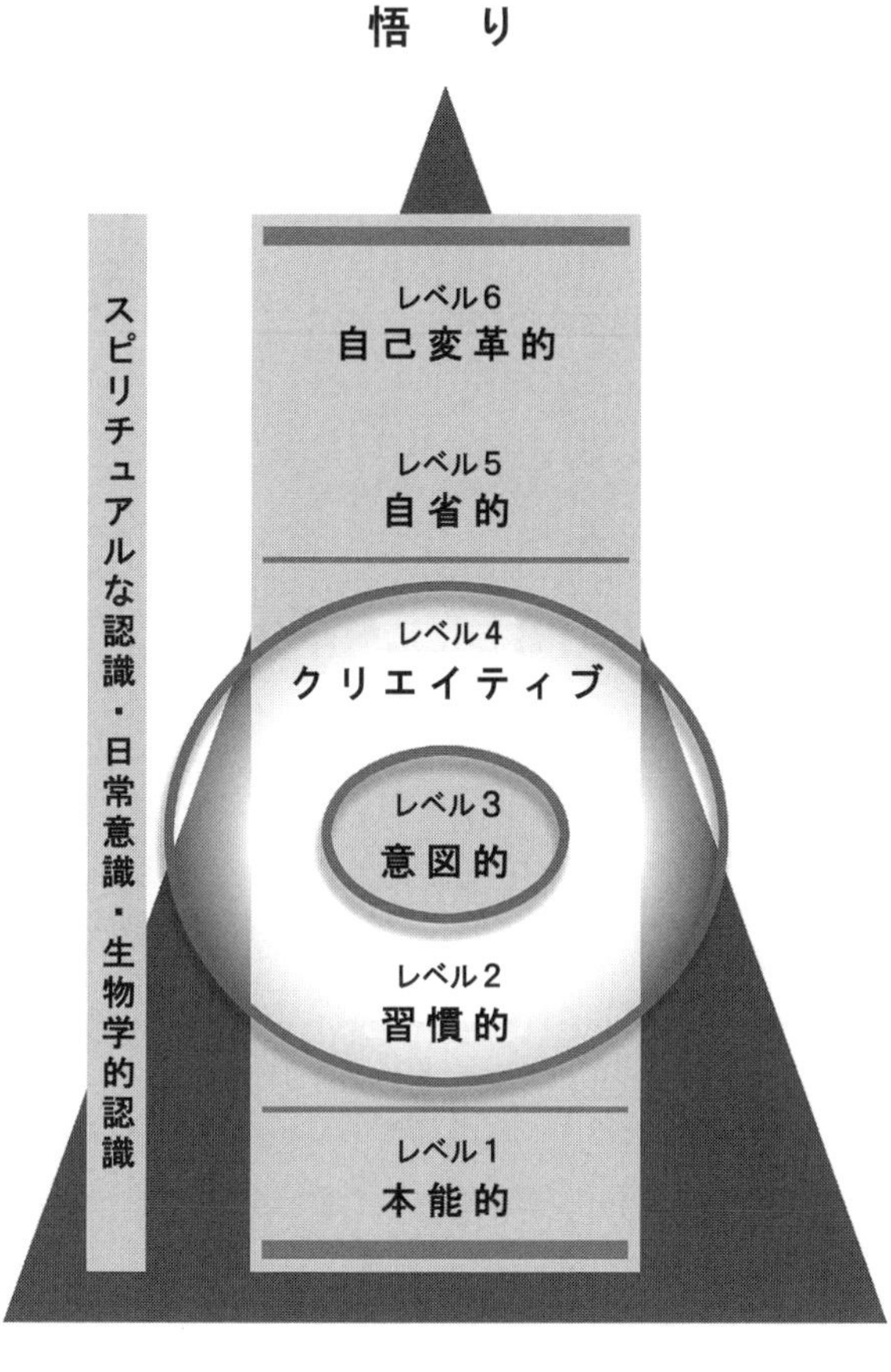
悟　り
スピリチュアルな認識・日常意識・生物学的認識
レベル6
自己変革的
レベル5
自省的
レベル4
クリエイティブ
レベル3
意図的
レベル2
習慣的
レベル1
本能的

ステップ1　変化への意欲と人生の変革の目録

ではどうやったら意識的に悟りを求めはじめられるのだろう？　出発点はシンプルだ。自分や世界への見方を変革したければ、それを意欲的に情熱的に求めなければならない。意識的に意図をもつことは前頭葉から始まる。脳神経の情報処理に組み込まれた思考や感情は脳全体のさまざまな部位に影響する。*4

では、悟りに向けた準備体操となる脳のエクササイズを紹介しよう。まず、あなたの人生をよりよく変革することになった過去の体験を思い出すことから始めよう。過去の思い出にはそのオリジナルな体験の余韻が残っている。だから、楽しい体験を思い出せば、動機づけに関わる脳の神経回路が刺激され、似たような活動をするよう私たちは動機づけられる。たとえば、目を閉じてあなたに安らぎを与えてくれる好物を思い出せば、よだれが出てくるだろう。そしてそれが長く続けば、あなたは実際に冷蔵庫の方に向かうだろう。

悟りもそれとあまり違わないかもしれないのだ。そこで次のことを試してみてほしい。程度にかかわらず、あなたに人生の意義と目的を意識させてくれた過去の出来事を思い描く。人生の見方を変えてくれた本、または自分では気づいていなかった自分の側面に気づかせてくれた恩師。あなたを触発してくれた、またはあなたの心を開いてくれた、またはあなた自身や他人とよりよくつながれるよう教えてくれた人々。新たな何かを学んでいる間に起きたそうした「なるほど」の瞬間と共に過去に得たスピリチュアルな洞察を深く思い出すのだ。

あなたの人生を変えたそうした出来事をなるべく多く紙に書き出す。書き記すことはとても重要だ。なぜなら、このエクササイズを「考えてみた」だけでは（多くの人は本を読み聞きしたり、エクササイズ中に考えごとをしている）、あなたの意識は通常の認識の状態にとどまったままになるからだ（レベル3の認識の段階）。考えを書き記すことで、また書いた文章に目を走らせることで、悟りが始まるクリエイティブで自己回顧的な意識の状態（レベル4と5の認識の段階）に移行しやすくなる。

まず、1分間、何回かあくびをして、ゆっくり腕、首、上体をストレッチして、できるかぎりリラックスする。ペンをとって、次のトピックのそれぞれに答える。書いているときにはそれを初めて体験するつもりでその体験をしっかり感じる。何も思い浮かばない場合には、次のトピックに移る。

・あなたの人生に深い影響を与えた本や映画
・あなたの人生に深い影響を与えた恩師
・自分自身への見方を変えた子ども時代の体験

・あなたの人生の側面を変革した友情
・あなたに「光明」を与えたスピリチュアル、または宗教的な体験
・あなたの世界観を変えた出来事や活動
・仕事や金銭との関わり方を変えた特別な体験
・あなたのライフスタイルを劇的に改善した健康に関わる体験
・あなたの信条を深遠に変えた新たな認識
・悟りや人生の変革につながったと思うその他のこと

右記のリストを書き出したら、5分から10分間、それを見つめながら想いをうつろわせ、意識があるかないかの状態で浮かぶすべての感情に浸る。次に意識的に洞察を求める。自分の過去に何か「光を照らす」ことがあったか？　リストはあなたに新たな方向を示してくれたか？　次はマークのＭＢＡコースの学生がこのエクササイズをした結果について述べたものだ。

自分の人生がいかに驚異的な瞬間に満ちたものであるかを認識し、ふだんは困難だったことしか思い出さないことに気づいた。そのとたんに自分の人生全体、過去

と現在についてよりよく感じ、未来についてもより楽観的に感じた。その感覚は数週間続いた！

われわれがさまざまなソーシャルメディアにこのエクササイズを掲載すると、これと同様の報告が寄せられた。このエクササイズは家族や親しい友だちと一緒にやるといい。自分の洞察や体験をシェアすることで多くの前向きな思い出がたくさん浮かぶことに驚くかもしれない。繰り返すが、そうした過去のよい思い出を説明するときには、それについて語るのではなく、オリジナルの出来事に深く共振できるように、その思い出のなかから語るので研究結果が示すように、記憶に強く残るそうした瞬間により深く浸るほど、健やかさの感覚も増大できる。[*5]

一方、よくない思い出や過去または未来についての心配を反芻《はんすう》すればするほど、気分は悪くなる。ネガティブな体験を日記に書くだけでも感情をより強く揺さぶられ、[*6]長い間書きつづけるほど、不安が増し落ち込む。[*7]その理由は単純だ。サバイバルへのメカニズムとして、あなたの脳はよくない体験を記憶に刻み込むようにできているからだ。よい体験を刻むことの方が大変なのだ。だから、私は過去のよい思い出に浸るようにと言っているのだ。

バーバラ・フレデリクソンその他の心理学の研究者が発見したように、楽観性と自信を育てたければ、よくない感情や思考ひとつに対して少なくとも3つのよい感情や思考をもつよう、「前向き率」を維持しなければならない。前向き率が3から1に低下したときには、うつ病と診断されやすくなる。[*8] ノースキャロライナ大学の著名な教授であるフレデリクソンは、前向きさは私たちがもって生まれた権利だとし、それが悟り体験を促進するものだとわれわれは感じている。彼女はこう書いている。

他人とつながりを感じているとき、愛されていたとき、遊び気分、クリエイティブな感覚、ふざけているとき、恵まれていると感じ、周囲と一体感を感じていたとき、存在のそのままの美しさに魂を揺さぶられたとき、または新しい考えや趣味にワクワクして新たなエネルギーを感じたときのことを考えてみよう。愛、喜び、感謝、安らぎ、興味、インスピレーションといった前向きな感情があれば、前向きさが采配を振るうようになり、それがあなたの心に触れ、あなたの心を開く。[*9]

バーバラ・フレデリクソンの研究によれば、人生のなかのよい瞬間に意識を集中すればするほど（それに人生の変革の目録が役に立つ）、変革的な体験を得やすくなる。あなたの前向き率を5対1に押し上げれば、あなたは仕事でより成功し、[*10] 個人的な人間関係も花咲く。[*11]

私にとってはこれこそ真に光明を与えてくれる戦略だ。

ステップ2　あなたのからだとマインドを整える

日常的な意識を変容させるための最初のステップはからだもマインドもリラックスさせること。からだを最も素早くリラックスさせる方法は、頭、腕、上体などからだの部分ごとになるべくゆっくり動かしてストレッチすることだ。ゆっくりすればするほど、各筋肉群の緊張をより感じやすくなる。この簡単な実験を試してみるといい。あなたが自分の首の筋肉をリラックスさせたいときにいつもするように、ゆっくり首をまわしてみる。ほとんどの人は1回首をまわすのに5秒から10秒かける。その同じ動作に少なくとも60秒かけてほしいのだ。微かなコリや痛みを感じただろうか？　こうしたきわめてゆっくりした動作には、心身をくつろがせるための習慣的行動を阻害する効果がある。そして、それが自分の緊張を脳に気づかせる唯一の方法なのだ。それは自身への認識、からだの緊張を解いてくれるのは動きではなく認識自体で、人の認識の段階のレベル5にあたる情報処理だ。[*12]

もう一度5分間、首をまわしてみれば、コリや痛みが減っていることに気づくだろう。超低速の運動は前頭葉の活動を増加させるが、あなたのマインドをリラックスさせる次のエクササイズは前頭葉の活動を急低下させる（変化が大きいほど体験はパワフルになることを覚えておいてほしい）。しかし、とくに前頭葉などの過剰な活動の原因となる脳の「緊張」はどうしたら減少させられるのだろう？『神はあなたの脳をどのように変えるのか』でわれわれが記録したように、神経のストレスを最も速く排除する方法のひとつがあくびで、前頭葉の活動を劇的に減少させる。[*13] これがあなたのマインドが悟りを開くための準備のひとつになる。

今このあくびのエクササイズを試してみれば、自分のからだと環境に対する意識的な認識がどう変わるかに気づくだろう。あくびをしたいと思っていなくても、ゆっくりあくびを10回することから始める。最初は真似するだけでよい。息を吐くときにはため息の声を出す。するとすぐに自然にあくびが出てくるだろう。あくびをすればするほど心配が消え、幸福感の最初の兆しが表れる。これはあなたが人の認識の段階のレベル3の日常意識を出て、突然、マインドがクリエイティブにうつろいはじめる、人の認識の段階のレベル4の意識に入るしるしだ。うまくあくびが出なくてもいらつくことはない。そっと鼻呼吸を続ければ、脳にとっては同様の効果がある。[*14]

あなたが精神的にも肉体的にもリラックスしたら、あなたの潜在意識のなかでつねに行ったり来たりしている微かな思考や感情に意識を向ける。そうした思考、感情や感覚を、判断を下すことなく公平な目で観察する。これはどんな精神的な黙想修行にとっても重要な部分で、洞察が生まれる瞬間だ。意識をそらす思考が意識に浮かんできたら、単にそれを認め「ああ、そうか」とそれが消えていくのを観察し、自分の呼吸と今この瞬間に感じている感覚に注意を向け直す。

リラクゼーションに向けたもうひとつのエクササイズも試してみてほしい。他人や電話に邪魔されない快適な部屋で、ゆったり椅子に座る。口を開けてゆっくりそっと息を吸い、「あー」と声を出しながら息を吐く、これがあくびとリラクゼーション反応を引き起こす。そして、テキサス大学ＭＤアンダーソン・ガン・センターの研究者が発見したように、「あー」と繰り返すことで認知機能、精神衛生とスピリチュアルな健全さが改善できる。[*15]

あなたはこれでさらにリラックスしたと同時に注意力が増したはずだが、より重要なのは、今の瞬間に意識を集中させることで、それにより心配ごとを棚上げできたはずだ。

あなたのリラクゼーション体験をさらに深めるには、座ったまま、ゆっくり上半身をねじる。動きごとにストレッチを感じる。これは、自己否定的な自問を中断させるためのとても効果的な方法だ。何かを考えるのに疲れ果てたときにやってみて、どう感じるか試してほしい。超低速の動きは前頭葉の動きも急速に増大させる。[*16] そしてこれを次章で紹介するより激しいエクササイズ（神経活動を減少させる）の前後に実践すれば、より大きな意識のシフトを導くことができる。

ステップ3＆4　儀式を創造し、その体験に明け渡す

あくびや超低速のストレッチをして、今の瞬間に起きていることに意識を集中させれば、どんな瞑想もマインドフルネスの修行、精神修行もその質が深まり、自己変革的な体験を導きやすくなる。何をどうすべきかの決まった順番はないが、あなたにとってより静謐が保て心身が安らぐような最高のプログラム、いうなれば儀式を創出してみよう。次章で紹介するより激しい修行の準備段階としても、これは重要だ。

あなたがリラックスするほど、儀式体験に没頭できる。これがわれわれのいう「明け渡し」だ。自分を手放すのだ。つねに分析したり翻訳しようとするマインドの傾向を意識的に阻害し、なるがままに体験に身を任せるのだ。リラックスした感覚や感情に浸れば浸るほど、日常の意識が生み出すふだんの思考から自分を切り離せる（人の認識の段階のレベル3）。

右記のエクササイズにはかけたいだけ時間をかけてよいが、重要なのは、楽しく快適にで

きる間だけすることだ。瞑想やリラクゼーションを無理やり長引かせる必要はない。実際、1時間おきに1分間のエクササイズを1日中繰り返せば、20分間のセッションを1回だけするのと同じ効果があるかもしれない。前者のやり方なら、ストレス削減が最も必要な勤労日にも自分の精神修行を取り入れられるだろう。

しかし、次章で紹介する修行を実践する際には、激しい瞑想の前後に穏やかなリラクゼーションを10分から20分間することを勧める。特定のテクニックや儀式に飽きたときには、変えればよい。退屈を感じるのは、「今ここでの動き」が習慣と化し、意識にはあまり影響を与えない、人の認識の段階のレベル2の認識に低下した兆しだからだ。前章で紹介したイブラハムは、サラートを繰り返し実践したためにこの状態に陥っていたのだ。

ステップ5　自分の体験を振り返る

あなたが完全にリラックスしたと感じたら、マインドを自由にうつろわせながら、浮かんでくる断片的な思考や感情やイメージに注意を向ける。ふだん、私たちは自分の「マインド」がどこに行くのかまったくわからないが、マインドフルネスの簡単なテクニックを使えば、自分のマインドの奥でつねに続いている内なるおしゃべりに気づくようになる。そうした「声」はつねに素早くシフトし変化しながらそこに存在しているので、ふだんは気づきにくいのだ。

マインドフルネスの実践の仕方を紹介する前に、異なるレベルの意識がどのように、マインドのなかで異なる声を生み出すのかを少し説明しよう。言語は人の脳の発達にとって最も大切なツールのひとつだ。なぜなら、言語が新しい情報を学び、ゴール達成に向けて他人と協力するための主な方法だからだ。2歳になる前から、私たちの前頭葉では絶え間ない対話が始まる。[*17] 人はそうした思考には大方無意識でいるが、それはとっさの反応としての行動を阻害して、現実で意識的な意思決定をする役に立っている。[*18]

この内なるおしゃべりに気づくようになる簡単な方法がある。いま目を閉じて次の1分間、何も考えないようにしてみよう。ほとんどの人にとって内なる沈黙を保てるのは約10秒間で、ベテランの瞑想者でも1分以上はマインドを沈黙させていられない。実際、マインドを沈黙させようと努力すればするほど、あなたは前頭葉が生み出す内なる対話、意見や判断の不協和音に気づくようになるだろう。つきつめれば、内なる声はあなたのクリエイティブなマインド、人の認識の段階のレベル4の言語なのだ。[*19] それは世界を別の見方でみるためには理想的な状態だ。

しかし、そのクリエイティブなマインドの内なる対話を観察しているうちに他に起こることがある。ペンテコステ派や霊媒師が彼らに特有のコミュニケーションの戦略を実践しているときに似た、「他者」の声を聞きはじめる可能性もあるのだ。こうした体験、あなたがレベル5のマインドフルな回顧に入ったときに気づくこの「囁き」は、あなたを取り巻く世界についての新たな理解を導き、あなたの信条を変えることになる。

マインドフルネスの実践

内なる声に耳を傾けることで前頭葉の活動は増加するが、次の章で紹介するエクササイズは前頭葉の活動を停止させる。神経のシフトを最大限にするためには、激しいエクササイズの直前直後に、これから説明するマインドフルネスを実践することを勧める。マインドフルネスの概念は単純だ。ゆったりと座って、自分の内なるおしゃべりを観察するだけだ。聞こえてくる内容に判断を下そうとせずに、ただ観察する。自分のマインドの生産物を観察することで、観察する自己とも呼ばれる意識を発達させるのだ。自分自身を観察していることに気づくようになると、突然、1日を埋め尽くしてきた日常的な心配や不満に自分が執着していないことに気づくだろう。

しかし、マインドフルネスが実践しにくいときもあることは覚えておいた方がよい。難しいと感じても自分を見放さずに、時間をかけて実践しつづけることだ。

実際、自己を観察している自分に気づくほど、あなたの自信と自尊心は高まる。なぜかというと、「観察者」は神経学的にみればあなたの脳のなかの異なる部位で起こるユニークな認識だからだ。右前頭葉が生み出す心配を伴う思考でもなく、左前頭葉が生み出す楽観思考の一部でもない。[*20] 言い方を換えれば、あなたが日常の習慣にマインドフルネスを多く取り入れれば取り入れるほど、多くの感情的な問題に対処しやすくなるのだ。自己回顧の認識はあなたの脳のなかにある恐れや心配のセンターの活動を減少させる。[*21] だから自分の不安を観察することで、懸念は減らせるのだ。[*22] ウツもブルーな気分も判断を下さずにただ観察していれば、消えはじめる。[*23] 研究結果によれば、マインドフルネスは生命の危険のある病気からの苦悩を緩和することで多くの人の人生を変革させている。[*24]

というわけで、このマインドフルネスのエクササイズを試してみてほしい。目を閉じて、前述したリラクゼーションのエクササイズを行う。そして、自分の思考と感情を観察しはじめる。それはつねにあなたがやっていることなので、無理する必要はない。思考や感情が変わりつづけることに気づいていてほしい。そうしながら、1分間に数回、あくびとストレッチをして、自分のマインドを静寂の一瞬に戻す。判断を下すことなしに自分の思考や感情を観察していると、あなたのマインドには次のような思考や感情が浮かんでくるだろう。

1　自分の呼吸の仕方に気づく。いい気分だ。これから何が起こるのだろう？
2　雑音に気づく。自分の気が散っていることに気づく。あくびは気持ちいい。
3　腰が痛い。何も起こらない。うまくできているのだろうか？
4　こんなことより、もっと重要なことをしているべきだ。
5　これは本当に気持ちいい。退屈した。わかりかけてきた！
6　単なる認識。静けさ。私は自分の思考ではない。
7　すごい！

この自由な連想の過程では、まず、あなたの前頭葉と頭頂葉の活動が増大する。長く続けていれば、前頭葉と頭頂葉の活動は突然減少するかもしれないが（われわれの研究では、被験者の前頭葉と頭頂葉の活動が突然減少するまでには40分から60分間かかることが多かった）、そうなったときには、ほとんどの人は悟りの特徴である驚くほどの安らぎ、明瞭さ、フローとワンネスを感じている。

マインドフルネスは自己変革にゆっくりと向かう道だが、問題が起きたときに冷静さを保てるようにもあなたの脳を訓練してくれる。次の章で紹介するテクニックでは、神経学的にみた変化は急速に起こる。あなたにマインドフルネスの実践の基盤がなく、意識が変容しはじめても深くリラックスしつづける能力がなければ、よくないサイケデリック体験に似た体験になってしまうこともありうる。だから、脳を訓練するための活動のレパートリーにリラクゼーションとマインドフルネスを加えることから始めた方がよいのだ。人が激しい詠唱（チャント）や瞑想、祈りを初めて試したときには、スズメバチの巣をかき乱したかのように否定的な感情が湧き上がることがあるが、そうした影響を防ぐための方策としてとても役に立つテクニックを次の章で紹介する。

マインドフルネスはあなたとあなたの脳の落ち着きを保ち、あなたを今ここに引き戻してくれる。そのうえで、日々の作業や他人と関わるうえでのガイドとなる日常の意識にあなたの体験を統合させるのだ。穏やかにマインドを拡張させるこうしたテクニックを実践しやすくするために、われわれは「ニューロ・ウィズダム101」という8週間のオーディオ・トレーニング・プログラムを開発した。その詳細は本書の最後につけた付録と、www.NeuroWisdom.com を参照してほしい。このプログラムにはわれわれが前著に書いたリラクゼーションや前向きな思考を育てるための多くのエクササイズ、また、自分自身の儀式や個人的な瞑想法をあなたが創造するための役に立つ50種類の実験的エクササイズが含まれている。（このプログラムは英語のみの提供になります）

11　体験を激しいものにする

われわれは前著で仏教徒の瞑想やキリスト教徒が行うセンタリングの祈りといった穏やかな黙想的修行に伴う特有の脳の変化について調べた。しかし、悟りは修行ではなく、脳がひとつの認識の段階から次の段階に移ることが引き金となって始まる体験だ。東洋の哲学でも西洋の哲学でも、悟りは少しずつ進む過程か、またはさまざまな聖典で述べられている資質の自己実現に向かうアセンション、激しい精神修行に伴うことが多い自己変革をもたらす洞察の突然の炸裂だとみられている。

われわれの研究によれば、とくに前頭葉と頭頂葉の神経活動を急速に増大させてから減少させることで素早く脳の働き方を変えれば、古びた信条を捨てて、まったく新たな視点で人生を生きることが容易になる。飛行機に乗っているときにあなたが最も動きの変化を感じやすいのはいつだろうか？　それは滑走路にとどまっているときではなく、地上3万フィートの上空を時速500マイルで飛行している間でもなく、離陸や着地の瞬間だろう。ドラマチックな覚醒は、驚異的な加速や減速の際に起きるのだ。

悟りの過程が遅いか速いかはどうでもいいように思えるが、音速を超えるジェット機が突然音の壁を破る瞬間のように、悟りの体験が起こる際にはスペクタクルな驚きがある。ブーン！　突然に意識のシフトが起こり、すべてが変わり、それが洞察、明瞭さ、ワンネス、心の安らぎや、その他、数多くの光明なる意識の状態をもたらすのだ。

一般的とはいえない類の精神修行（スーフィズムのチャンティング、異言、サイコグラフィーなど）の研究を通じてわれわれが理解しはじめたのは、まず脳全体の活動が増加したあとに突然、減少することで、それが起こると人は驚異的なエネルギーの高まりと激しさを感じることが多いということだ。新たな認識の状態に移ることで人は日常意識の「音の壁」を超えるのだ。

ほとんどの研究者にとっての関心の的は、瞑想者が体験の「静かな」波に乗っている間に脳のなかで起きることと、日常的な現実に戻ったあとに起きる脳の変化だ。われわれの調査でも人々の事後の体験を記録している。しかし、悟りは瞬間的な変化で、信条や世界観が突然変わり、人生に新たな意義、価値、目的を与えてくれる。

本書で説明した脳のスキャンの研究は、この自己変革の瞬間の基盤構造のいくつかを明らかにした。前章ではあなたの脳、とくに前頭葉と頭頂葉の活動をまず増大させるための準備運動となるエクササイズを紹介した。さまざまな認識の段階の変化を経て最終的には脳の領域の活動を大きく減少させることで悟りが体験しやすくなるとわれわれは考えており、その前段階に向けてあなたの脳を整えるためのエクササイズだ。

本章では、前頭葉と頭頂葉の活動を劇的に停止させることが実験で示されている修行を紹介していくことにする。前頭葉の活動を停止させることで、人が培ってきた習慣と信条のシステムは一時的に棚上げされ、頭頂葉の活動を低下させることで、ふだんの自己認識がその人の意識から消える。その瞬間に、多くの人は明瞭さと幸福を感じ、自分たち自身、世界や宇宙の本質を理解するための超常的な洞察を体験する。

悟りのパワーは神経活動の低下のみに関わっているわけではない。むしろ、人をそうした自己変革の状態に送り込む変化の大きさに関わっている。脳神経の活動を増大させる前章のエクササイズと、脳神経の活動を低下させる本章のエクササイズを組み合わせることで、ふだんの世界観をひっくり返すのだ。

幸福感や至福感が得られるかもしれないと期待するだけで、意識的な体験を制御する脳の領域にドーパミンが流れ込み、その結果として快感を感じるので、脳は悟りに向けた活動に向けてより深く探訪したくなる。[*1] われわれの研究やその他の研究によっても、悟りを求める意識、意図、努力が自己変革の引き金を引く役に立つのだ。これは医療でも同様で、回復したいという患者の意図と動機が実際に身体的な癒しの過程の引き金となる。[*2] 悟りをあなたが体験できると保証することはもちろんできない。実際に悟りが開けるか、それがいつになるのかは誰にもわからないからだ。しかし本書で述べた方法が悟り体験の促進になることはわれわれの研究データも示している。

医学的なアドバイス

数年前に穏やかな呼吸法を含む瞑想修行について、テレビ番組のインタビューを受けたことがある。番組のプロデューサーが医学的な免責事項を付加したがったので、マークがユーモラスにこう提案した。「呼吸する前に医師にご相談ください！」。穏やかな呼吸がもたらすリスクを示す記録はないが、瞑想法のなかには、意識のパワフルなシフトを促す方法としてスピーディーな深呼吸を利用するものもある。本章で紹介するエクササイズによってもあなたの脳の血液の流れが急に変わることがある。だから、くらくらしたり、ふらふらしたら、エクササイズをやめて、医師の診察を受けてほしい。リスクはきわめて低いが、感情的に深刻な問題を抱えている人や精神病、人格不全症、認知障害または循環器障害を患っている人、そうした症状に効く薬を服用している人は、免許をもつ医療関係者のガイダンスなしでは、次のエクササイズを実践してはならない。[*3]

何かを無に変える

われわれが提案する最初のエクササイズはあなたの前頭葉の活動を減少させるエクササイズとしては最も穏やかなもののひとつで、強い集中力を必要とする禅瞑想の応用だ。内なるおしゃべりを中断させ、周囲の世界からの感覚への刺激を消すためにとても効果がある。[*4]このエクササイズでは、あなたの脳の視覚のセンターから1枚の紙を消す。「なにか」を「無」に変えるのだ。

禅修行では人は自分のマインドを完全に明瞭にすることが求められるが、それは苦闘と感じるほど難しい場合もある。仏教の禅宗の目的自体が悟りを開くことだが、悟りについてあれこれ思えば、それが本当に何なのかを見損なう危険がある、と禅の老師の多くは教える。それについて考えるのではなく、自分の感覚で体験してほしい、ということなのだ。

ある大学教授が悟りについて尋ねるために有名な禅僧に会いに出かけた。僧は沈黙を保ったまま、教授に茶碗を手渡した。僧は茶碗の縁まで茶を満たし、さらに、お茶を注ぎつづけた。教授は叫んだ。「やめてください！　お茶が溢れていては、飲めません」。すると僧は言った。「あなたのマインドはこの茶碗のようなもので、あまりに多くの意見や考えでいっぱいだ。茶碗をカラにせずに、どうやって悟りを味わえるのだ？」

こうした「反知的（anti-intellectual）」または「考えない」アプローチの効果はあるのだろうか？　あきらかに効果はあるようだ。脳のスキャンの研究結果をみれば、修行を積んだ禅の瞑想者は、心配や恐れ、疑いといった反応が出にくくなるように、前頭葉の活動を減少させつづけることができる。その結果、彼らはより落ち着き静謐を保てるようになる。これが禅の伝統的な悟りの特徴で、研究結果によれば、恐れに関わる脳の部位である扁桃体のサイズも小さくなるのだ。[*5] こうした脳の変化により、不安やストレスを軽減し、感情を制御しやすくなるとみられている。

この禅の話では茶碗にあたるあなたのマインドをカラにし、つかの間あなたの意識を消す体験をあなたにもしてみてほしい。それについて考えることなくその状態を認識できれば、あなたは感情面でいつもとは大きく異なる現実を体験し、極上の安らぎを感じることができるだろう。

必要なのは白紙の紙1枚だけだ。それを机の上に置くか、壁に貼る。その紙を無理せず見られるよう椅子に座る。

まず、目を閉じてリラックスし、自分の自然な呼吸のリズムに注目して、いまここに意識を向ける。それを数分間続けたら、目をあけて、すべての集中力を傾けて白紙を見つめる。その紙の角、サイズ、紙の白さなどできるかぎり詳細に観察し探索する。それを2～3分間続ける。

次にその紙の真ん中に注意を集中し凝視する。紙の端に目がうつろったら、真ん中に戻す。意識から紙の端が消えはじめるまで、紙の真ん中を凝視しつづける。やがて紙は見えなくなり（選択的不注意と呼ばれる神経プロセス）、以前に認識していた紙に関する考え方が消える。考える脳の活動を減らせば、定義できない何かに意識はシフトする。これを数分で成し遂げられる人もいるし、もっと長くかかる人もいるが、紙が見えなくなったときにはトランス状態か昏睡状態になったときのように、あなたは何も認識していないかもしれない。紙と一緒にあなたの自己認識全体も消えるのだ。

多くの人にとってはこの体験は長続きはしないが、修行を積んだ僧がそうした意識の状態に入った場合には、誰かを呼んでこなければ、僧は再び世界と関わる日常の現実に戻れなくなるかもしれない！　しかし、ほとんどの人の場合には、その白い世界に自分が消えたとたんにふだんの認識に戻ってしまうという繰り返しになるだろう。神経学的には、この行動によりあなたは脳の多くの領域の活動を急速に増減させており、それが突然の洞察をもたらすこともある。音声によるガイドがあると強く集中しやすいので、付録で紹介するニューロ・ウィズダムのトレーニングにもオーディオ・プログラムを入れてある。こうしたタイプの瞑想を利用して他の視覚的刺激を選択的に排除する能力を意識的に開発すれば、前頭葉の活動が増加したことで感じる不安感を無視してより楽観的になれるよう、自己訓練することができる。[*6]

スーフィズムの修行のズィクルの儀式では、次に紹介する激しいタイプの詠唱を始める前に、アラビア語の美しいカリグラフィーで「アラー」と書かれたカードを凝視する修行者もいる。チベット人にも幾何学的な形と神仏から構成された曼荼羅を凝視するという、似たような修行をする人もいるし、ナバホ族のネイティブ・アメリカンは彼らの伝統であるスピリチュアルなシンボルに意識を没頭させるために砂絵を利用する。しかし、白紙を見つめるのはそうした伝統とは異なる行為だ。あなたは自分のマインドと頭をカラにするにあたって、すべてについてのすべての考えを排除しなければならない。紙や、とくに悟りについてもだ。

成功すれば、紙はその意味を失い、無から言葉を超えた何かが起こる。禅の修行者にとってはそれが悟りだ。それは神経化学上の真実の反映でもある。紙やあなた自身や世界の他のすべてについてのあなたの感覚も認識上の幻覚でしかなく、あなたの頭頂葉がつくり出し、前頭葉の言語領域が名前をつけたつくりものなのだ。言い換えれば、私たちの思考や感情は単なるマインドのつくりもので、過去から引き出された記憶が今この瞬間に映し出されたものなのだ。多くの人にとってはこの認識が自己変革を導く洞察となる。

自動書記

われわれが研究したブラジルの霊媒師たちも、死者の霊をチャネリングする前に自分たちのマインドをクリアーにするために、似たようなエクササイズをしていた。目を閉じて、前頭葉の通常の活動が関与しているふだんの思考過程を停止したのだ。前頭葉の活動が低下すると彼らはトランス状態に入ったが、書いたあとには、チャネリングしていた「存在」が書いている最中に言っていたことは何も覚えていなかった。言葉が書かれている間、彼らはただ、ペンが紙の上を動くままにさせていたのだ。

　ここで疑問が生じる。誰でもトランス状態になればふだんの認識の状態では通常アクセスできない知識を得ることができるのだろうか？　歴史を振り返ってみると、それは可能なようで、他者の「声」があなたと意思疎通したり、またはあなたを通して意思疎通するための自動書記は、簡単で楽しく、驚異的な啓発になることがわかった。あなたが苦闘している問題について、想像上の師に答えを求めるのと同じくらいに簡単だ。聖人、アーティスト、哲学者、祖先などを想像すれば、クリエイティブなあなたのマインドがそうした存在＝創造の女神を通して、あなたに語りかけてくれる。こうした内なる対話には深遠な癒しの効果があり、日常的な意識では解決できない問題の解決を助けてくれる。[*7] これはひとつのチャネリングのタイプだが、その声が現実のものか想像、またはあなたがそれを信じるか否かは、まったく問題ではない。

　スピリチュアルな存在のチャネリングは現代のアメリカ文化でも人気を保っている現象だ。たとえば、著名な著者で講演者のエスター・ヒックスはアブラハムと名乗る悟りが開けた存在をチャネリングするが、それをインスピレーションと無限の知性の源とみている。ヒックスはその他の多くのチャネラーと同様に、アブラハムが単に彼女自身の内なる叡智であったとしても構わない、としている。よくテレビに出ているＪ・Ｚ・ナイトは３万年前ラムサと名乗るスピリットと一体化し、インディペンデント・フィルムの『超次元の成功法則

―私たちは一体全体何を知っているというの!?―What the Bleep Do We Know!?』（日本コロムビア）でも紹介された。ジェーン・ロバーツは1970年代にセスと呼ばれる存在のチャネリングで世界的に有名になり、彼女の本は今でも人気だ。

そして1965年にキリストだと名乗る内なる声の聞き書きを始めたヘレン・シャックマンがいる。その結果が『A Course in Miracles』（邦訳では『奇跡のコース』〔ナチュラルスピリット〕、『奇跡講座』〔中央アート出版社〕）と題されベストセラーになった本だ。著者のシャックマン博士はニューヨークのコロンビア大学の医療心理学教授だったために、この本をペンネームで出版した。著名な心理療法士のカール・ユングは聖書に出てくるエリヤとサロメとみられる存在との遭遇を記録している。ユングにはフィレモンという名の自分自身の「内なるグル」もいて、彼はそうした存在との突発的な体験を利用して「アクティブ・イマジネーション」と呼ばれるテクニックを開発した。意識的な夢見のひとつのタイプで、人が無意識のうちに秘めた障害を発見し、真の自己を発見する役に立つとユングは信じた。[*8]

チャネリング（前頭葉と頭頂葉の活動を低下させる）を実践するには、紙を何枚か持って、邪魔が入らない静かな場所に行く。まず、自分が洞察を得たい質問を決めて、紙の一番上に書く。

次に先に紹介した白紙の紙を凝視するエクササイズをする。手にはペンを持ち、なるべくマインドを「カラ」にして、他の声――囁き声や直感、感覚的な印象が来るのを許す。何も起こらなければ、自分の問いを声に出してみる。それでも何も聞こえなければ、生きている人でもすでに亡くなった人でもよいので知識の豊かな賢人とあなたが思う存在を思い浮かべ、その人ならどう答えるかを自分に尋ねる。何も浮かばずあなたのマインドがカラのままなら、無の心境を達成できたと喜べばいい！　または想像で何かをでっちあげてもよい。なぜなら、それにより人の認識の段階のレベル3の日常的意識からレベル4が関与するクリエイティブな情報処理に移行できるからだ。

たとえば、あなたが人間関係で苦悩しているとしよう。深く考えずに、少しでも事態の改善に役立ちそうなことを、なるべく素早く5つ書き出す。想像を膨らませて、大胆に、なんでもマインドに浮かんだことを書く。世界一有名な心理学者なら私にどう言うだろうかと自分に尋ねてみる。それでも問題があるなら、自分の親や友達ならどう言うかと自問する。それも「チャネリング」のひとつのタイプだ。より可能性を広げたいなら、神やキリスト、または仏陀なら何と言うかと自問し、突発的にマインドに浮かんだことをすべて書き記す。多くの人にとってこのエクササイズは楽しいものなので、自分の直感のチャネリングには30分以上かけてもよいだろう。

オーム・スイート・オーム（OM SWEET OM）

次に、とても簡単なサウンド瞑想を試してみよう。これも前頭葉の活動を減少させ、ふだんは日常意識の一部となっている内なるおしゃべりを中断させる。これはオームを繰り返し唱えるというもので、東洋のさまざまな修行でよく使われている。

オーム瞑想に関してfMRIを使って研究したときには、被験者がオームというサウンドを長い間繰り返し唱えるほど、前頭葉、前帯状皮質、視床と海馬のなかの感情を司るセンターの活動が減少した。[*9] その結果として、自分の思考や感情、さらには周囲の世界についてのあなたの現実感覚といった、ふだんは人が意識的に認識しようとしていることのすべてが消えはじめるので、これはきわめて深遠な体験になる。

他のサウンドにも同様の効果があるのかをテストするため、同じ修行者にスー（ssss）という音を発音させた。その結果、からだと顔のバイブレーションの感覚はなくなった。オームというムー（mmmm）の部分が神経活動を減少させるためにとても重要な理由はわかっていないが、スーというサウンドは脳に影響しないことだけはわかった。オームというサウンドはうつ病やてんかんにも効果があると示唆する研究者もいるが、われわれはオームは悟りに向けて脳を整える最も簡単な方法のひとつでもあると信じている。

このエクササイズでは、あなたは背筋をまっすぐにして椅子に座り、目を閉じるだけでよい。まず、１分間あくびを続け、ゆっくりストレッチし、できるかぎりリラックスする。次に口からとてもゆっくり息を吸って、ゆっくり息を吐きながら、なるべく長くオームー(ooooohhhmmmm)と声に出し唱えつづける。オー(oh)のサウンドを先に出し、口をゆっくり閉じながら、ムーというサウンドで唇を揺らす。

そのサウンドの余韻が消えてから、また口からゆっくり息を吸う。このオーム瞑想を繰り返している最中には自分の体験の仔細に注意を向ける。反響するサウンド、胸、喉、顔に感じる感覚、言い方を変えてみたときのオームのトーンの質の違いなどを確かめるのだ。自分が実際にオームのサウンドとそれがもたらす感覚のなかに消えられるかどうか、試してみよう。

好きなだけ続け、直感的にやめたくなったらやめて、さらに数分間、沈黙したまま自分の感情と思考を観察する。オーム瞑想はグループでやる方がパワフルだ。すべての人がオームを唱える声が斉唱になれば、素早くワンネスが感じられるからだ。これはわれわれが神経共鳴と呼ぶ現象の一例で、誰もの脳のなかでニューロンが同様に発信しはじめるのだ。

反復と動作のパワー

数年前に私は認知障害者のグループの脳のスキャンの研究を実施したことがある。彼らにメロディーにのせてサタナマと唱えつづけるキルタン・クリヤ瞑想をしてもらったのだ。その最中には親指で隣の人の指に触れるという瞑想だ。この12分のエクササイズをリードしたのはギターと歌い手による音楽の録音だった。この穏やかな詠唱では、他の黙想的修行と同様に、前頭葉と頭頂葉の活動の増加が観察された。[*10] これは音楽を聞き歌いながら、瞑想中のサウンドを繰り返したことによるコンビネーションの効果だとわれわれは考えている。他の研究者が示したように、心地よい音楽を聞くだけでも前頭葉の活動は増大し、至福感を生み出すので、瞑想に音楽を足せば、とても有益になるわけだ。[*11]

しかしわれわれが研究したスーフィーたちが行ったのは、頭とからだをリズミカルに揺すりながらラ・イラハ・イラ・ラーと素早く繰り返すという、よりパワフルな詠唱だった。メロディーのない単調な詠唱で、マントラは深呼吸で息を吸って吐きながら発声された。呼吸の増加、マントラの反復、リズミカルな動きという要素の組み合わせが脳にパワフルな変化をもたらした。その結果として、瞑想が激しさを増すほどに、前頭葉と頭頂葉の活動は減少していた。

　どんな瞑想も動作を加えることでその体験が強化されるとわれわれは考えているが、リズミカルな揺さぶりの効果はあまり研究されていない。しかし、リズミカルにからだを揺さぶるというのは小さな子どもにとっては日常的な行為で、それが精神活動とからだの連携の役に立っていることはわかっている。[*12] 太極拳のような穏やかな動作を伴う瞑想には生理的、神経上の恩恵が多く、副作用もないこともわかっている。[*13] ゆっくりとした動作は前頭葉と頭頂葉の活動を増大させるが、動作がよりスピーディーな儀式は前頭葉と頭頂葉の活動を急速に減少させるようだ。リズミカルに素早くからだを揺すったり、ダンスをすれば、人は数分間で至福感のあるトランスのような状態に導かれることもあることは、ペンテコステ派のキリスト教徒とスーフィーを対象としたわれわれの研究も強く示唆している。

　他のスピリチュアルな伝統儀式でもリズミカルな活動がより深い祈りと瞑想に人を導くと信じられている。ユダヤ教の伝統では、祈りながらからだを揺する方法（シャックリング）は少なくとも千年前から行われており、それが集中力と祈りの強さを増大させると多くの学者が主張している。[*14] ユダヤ教ハシディズム信徒のスピリチュアルな伝統では、シャックリングはキャンドルの火にもたとえられている。からだの芯から自由になるように踊り揺さぶることで、魂がその源へ帰れると信じられているのだ。

これであなたも自分の脳の異なる部分の活動を意識的に増減させられる方程式を得たことになる。ゆっくりした動作と素早い動作、ゆっくりした呼吸と素早い呼吸を交互にして、マントラのサウンドをメロディーにのせて、または単調に唱えれば、神経活動を最大限に増減させられる。自分の意志で自分の意識を深くしたり消したり、脳を刺激したり落ち着かせたりすることで、自分の気持ちや感情、思考を意識的にコントロールすることができるのだ。

儀式のパワー

著名なオックスフォード大学の人類学者、ハーベイ・ホワイトハウスによれば、儀式は「社会のさまざまなグループをつなぐ接着剤」だ。[*15] 微生物でさえも情報と知識を伝達する方法として、儀式的な行動をとるようだ。[*16]

ほとんどすべての動物は自分の種の仲間に自分が味方であることを知らせたり交尾するために、複雑な動作やサウンドその他を伴う儀式的な行動をとる。そうしたリズミカルな行動が始まると彼らの脳は目覚め、その動物が世界をみる見方が変わる。儀式は原始的なワンネスの意識も生み出し、そのグループの全員の脳が同様な神経活動を始める。自己と他者の境がなくなり、すべてとの一体感やつながりを強烈に感じるが、これはわれわれが提唱する人の認識の段階ではレベル6にあたる。[*17]

動物学では、交尾の儀式の多くで特徴のある行動が観察されている。特定のスタイルで鳴いたり歌いながらからだを揺らしたり、おかしな姿勢をとるのだ。そうした行動にはその動物の意図を知らせるという特別の目的がある。その動物は「特別な目的で来ているのだから、威嚇していると誤解しないで」と言っているのだ。

人間の儀式にも同様の側面がある。たとえば厳粛なお辞儀、ひざまずき、五体投地、聖典を手にしての儀式的な歩み、独特の腕や手の動き、また特定の香りや食物、飲み物の常習といった僧侶やユダヤ教、イスラム教の司祭やすべての文化圏のシャーマンが行う特定の行動をみればそれがわかるだろう。そうした行動には私たちの脳を注目させ、何か特別なことをしているのだと認識させる効果があるのだ。[*18]

より高い意識の状態に到達するために儀式を利用する際には、長時間持続できるリズミカルなパターンを伴うことが必要で、ほぼすべての宗教で、詠唱、祈り、聖歌やダンスなど何らかのリズミカルな要素が取り入れられている。こうしたリズムはロザリオの祈りのようにゆっくりと落ち着いたものでもよいし、ペンテコステ派のキリスト教徒の異言のように賑やかでうるさいものでも、ポリネシアの子宝祈願の儀式のようにドラムがベースの心を揺さぶるような激しいものでもよい。

出産、結婚、葬儀、そして思春期の通過儀礼など、人類が行ってきたセレモニーにはリズム、反復、特定の行動が伴うのは偶然ではない。これは、あなた対私という対立の意識がワンネス、受容や協力の意識のなかに消え去り、誰もが共同体として一体化することを生物としての人間が希求している反映だと私はみている。つまり、自分の意識を異なるレベルの認識に導く役に立つという意味で、儀式は私たちがより高い精神性と社会的な原則で結ばれひとつになる役に立っているのだ。

世界一パワフルな儀式？

あなたが素早く自分の意識を変容させたいなら、儀式をより激しくすればよい。人の脳はふだんの意識の心地よいゾーンを出ることに必然的に抵抗するが、多くのスピリチュアルな儀式は人の感覚を圧倒させる行動によってその脳の抵抗を乗り越える。スウェットロッジで座りつづけたり、ドラムサークルに没頭したり、向精神性のドラッグを使用したり、過呼吸、数日の断食、または神経系にショックを与えるほどの痛みを伴う儀式などが利用されるのだ。

そうした儀式はたしかに自己変革をもたらす体験にもなりうるが、それがトラウマを招く危険もある。

激しい儀式に参加することで起こる危険のある感情的ストレスを予防するために、そうした儀式の前には必ず前章で紹介したいくつかのリラクゼーションのエクササイズを行うことを勧める。そのあとで、自分の意図を明確にするために数分間過ごす。言い換えれば、自分が求めるゴールや目的に意識を集中させるのだ。

どんな儀式から始めてもよい。からだをリズミカルに動かす。意味のある言葉やフレーズを繰り返す。経典を読む。呼吸を数える。自分にとって意味があり快適なことなら何でもいい。脳の活動を減少させるには、意識を強く集中させてその体験に没頭することが重要だ。そしてスピードが速いほど神経活動の変化は大きくなる。また、より多くの儀式を一緒にする方が、より効果的だ。からだの動きとサウンドや言葉を組み合わせ、さらにそのすべてに呼吸を合わせる。しかし、自分にとって心地よい範囲を超えてはならない。

強い感情を感じたり、からだの異なる部分にしびれを感じるほど儀式が激しさを増すまでには10分から15分かかるかもしれない。そのレベルに達したら、すべてをスローダウンさせる。超低速にして自分の感情や感覚に起こる微小な変化に気づく。これが神経活動を増大させる。そのように神経活動が増加し減少するときに、悟り体験は最も起きやすい。1時間以上はかけず、儀式が終わったら、またいくつかのリラクゼーションのエクササイズをする。

そして、自分の意識に広がるさまざまな思考や感情のかけらのすべてを観察することを自分に許す。これが最も重要なステップだ（人の認識の段階のレベル5、自己回顧の認識）。このときに脳の活動は素早くシフトし、その瞬間に突然の洞察が生まれるかもしれない。自分の考えや洞察をとっさに書き留めるのも助けとなる。

まとめとしては、はじめにリラックスする。そして悟りを求めるという意図的な意思決定をする。意味ある言葉やフレーズやサウンドを見つけ、それを繰り返し唱える。単純なからだの動きを足す。サウンドと動きに深く集中し、少しずつそのスピードを上げる。そうすることで自然に呼吸は深くなる。そして、その体験に明け渡す。自分の認識に劇的な変化が起きるまでそれを続け、次に動作と詠唱のスピードを落とす。動作と詠唱をやめて、ゆっくりストレッチして、あくびをしてから、自分の意識に浮かぶさまざまな考えや感情を観察する。自分の人生のなんらかの側面に大小かかわらず洞察を得られるよう、自分の直感にお願いする。そして浮かんだ考えを書き留める。

あなたらしいズィクルの儀式の創造

自分の知らない文化や精神修行に親しむほど、人は寛容になり、他人や自分を受け入れやすくなることが、われわれの研究からわかっている。そこで、次にスーフィズムの儀式、ズィクルがもつ要素を紹介することにする。ズィクルという言葉の意味は「回想」「祈祷」で、隠された神聖なパワーに自分を没頭させる過程だ。他の儀式と同様、ズィクルもあなた自身にとってより意義深くなるように、個人的にカスタマイズできる。しかし、儀式をカスタマイズするということは、特定の伝統からは離れることにもなる。ズィクルの内容を変更することはイスラム教の教えには完全に合致しないが、あなたにとってはその方が悟りへの個人的な道として活用しやすくなるかもしれない。いずれにしろ、このエクササイズで神秘的なイスラム教の平和な教派の美しさを体験することができる。

ズィクルは自分ひとりでもできるが、普通は何人かが輪になって座るか立って行う。輪の真ん中で儀式のペースを指揮するリーダーがいる場合も多い。自分が望むようなスピリチュアルな気づきが得られるよう、詠唱のスピードを速めたり遅くしたりするのだ。ズィクルは1時間以内で終わることもあれば長時間続くこともあるが、実験的にあなたが試すズィクルでは各回5分間、6回の詠唱とリズミカルな動きを私は勧める。瞑想のベテランなら、前頭葉と頭頂葉の活動は10分以内に減少しはじめるが、そうでない人の場合には1時間近くかかることもある。

このエクササイズは床に座布団を敷き、からだを揺するゆとりがあるように、ゆったり座って行う。詠唱と動きをより速くするほど、自分の心身の感覚が消えてトランスのような状態に入りやすくなる。

ズイクルで繰り返される言葉で最も一般的なのは「アラー」だ。アーと引き伸ばしたあと、息を吐きながら力強く、ラーという。素早く息継ぎし、それを繰り返す。最初はちょっと戸惑うかもしれないが、気にすることはない。テンポが速くなれば、あなたのからだは自動的にサウンドと呼吸に同調するようになる。

「アラー」とは言いたくない人に説明しておくと、アラーという言葉は神の象徴としてアラブのキリスト教徒にも使われており、古代ヘブライ語の「イル」「エル」「アル」から来ている。[*19] 神秘主義者の間では、アラーは「息」、「ワンネス」を意味することもある。あまり心地よくなくても、この言葉のサウンドをその音節や自分のからだに起こる感覚に注目しながら、5分間、繰り返してみてほしい。それでも抵抗を感じるなら、「イーサ」（キリストのアラブ名）、または「ムーサ」（モーゼ）、または単に「アー」と繰り返せばよい。

たった5分間、すべての宗教的信条と先入観を捨てることができれば、この体験により、あなたは自分自身とスーフィズムのパワフルな修行に関する驚異的な洞察を得られる、と私は信じている。次のラウンド1から始めて、各ラウンドに没頭してみよう。

ラウンド1

椅子か床の上に快適な姿勢で座る。アラーを30回から１００回繰り返す。自分の直感に従って詠唱の速さを速くしたり遅くしたりしてよい。少なくとも5分間は続け、終わったら60秒間休んで自分のからだの感覚に浸る。

ラウンド2

今度はアラーと繰り返す際に、アーと言いながら上半身を前に傾け、ラーと言いながら上半身を後ろに傾ける。自分の直感に従い、詠唱と動きの速さを速くしたり遅くしてよい。５分間続け、終わったら数分間、沈黙したまま静止する。あなたは意識的に神経活動を増減させられるよう脳を訓練していることになる。

ラウンド3

今度はアラーの最も神聖な２つのクオリティを示す言葉を繰り返してほしい。思いやりとゆるしだ。アラビア語では「ロックマアン」と「ラヒーム」だ。上半身を前後に揺らしながら、「イル・ロックマアン・イル・ラヒーム」（思いやりとゆるし）と繰り返し唱える。それぞれの単語の後半では母音を引き伸ばす。それを30回から100回繰り返し、終わったら5分間から10分間休み、静寂とからだに感じる感覚を味わう。

ラウンド4

上半身を左右にそっと揺らしながら、アラーフーと繰り返しはじめる。「フー」は神の別名で、「神は」といった意味だ。このサウンドを繰り返していると、それが自然なメロディーになることに気づくだろう。ところで、これは神経上の現象として記録されており、だからこそ、特定の瞑想の最中に「天空」の音楽が聞こえる人もいるのだ。[*20] アラーと唱えるときには、最も美しく響くパターンに没頭して音節の発音の仕方をいろいろ試してみるとよい。100回以上繰り返したら（5分から10分間）、60秒間休み、この驚異的な体験の余韻を楽しむ。

ラウンド5

このラウンドでは最もパワフルなスーフィズムの詠唱のひとつを利用するが、スムーズに言えるまで、少し練習が必要かもしれない。ラ・イラハー・イル・アラーという４つのフレーズをポエムのように聞こえるよう繰り返す。発音はラ・イラハー・イル・アラーだ。このリズムと韻律はあなたを至福感のあるトランスのような状態に導くだろう。

ラ・イラハー・イル・アラーの各パートごとに、頭を異なる方向に動かす。ラーと言いながら、そっと頭を右に傾ける。イラハーで頭を真ん中に戻し、そっと前にうなずく。そして頭をもとに戻す。次の音節、イルと発音しながら頭を左に傾け、アラーと言いながら、頭をもとに戻す。そのリズムに慣れるまで、動きは小さくし、ラ・イラハー・イル・アラーを30回から１００回繰り返し、心地よい範囲で、少しずつスピードを速める。10分間ほどでもいいが、20分以上続けた方がパワフルな効果が得られる。それからスローダウンする。終わったら目を閉じて、自分の存在のより深い部分（または神）に向かって自分自身や人生についての小さな洞察を求める。小さな声（囁き）が聞こえても驚かず、その体験について感じたことを書き記す。

自分なりのズィクルを創造するときには、それが「正しい」か否かは気にしなくていい。米国やヨーロッパには数百のスーフィズムのグループが存在し、それぞれが自分たちなりの祈りのバージョンをもっている。北アフリカから中東を旅してみれば、部族ごとに異なるユニークな動作や詠唱、ドラムと歌に出合うだろう。YouTubeを見れば、こうした祈りが数十のバリエーションで実践されているのがわかるだろう。

もちろん、イスラム教の基本原則を信じている人の場合には、すでに脳が深いつながりをもつ先のフレーズを繰り返すことで、より大きな効果が得られることになる。しかし、あなたが信じる信仰が何であれ、自分にとって自然なサウンドと言葉を自由に選んで、個人的な儀式を創り出せばよい。

ダンスでエクスタシーを導く

マークと私が研究したすべての精神修行や、そうした修行を実践している多くの人々の体験談のなかで、意識の状態を急速に変える最もパワフルな戦略のひとつがスーフィズムのズイクルのようだ。それは脳を変える儀式への入り口としてゴスペルの音楽とダンスを使うペンテコステ派の異言にも似ている。このことから興味深い疑問が生じる。急速な動きならどんなものでも、悟りを体験しやすくするのだろうか？　われわれはそう考えているが、それは変革を導く洞察を意識的に求めた場合にのみだ。それが悟りにとっての重要な要素のようなのだ。

１９６０年代にはカウンターカルチャー・ムーブメントのなかで、多くの若者が意識の正体を発見したいという明確な目的意識からパワフルなドラッグを試した。多くの人が内なる現実を変えることに成功したが、１９７０年代に入りサイケデリックなドラッグが娯楽目的として使われるようになってからは、悟りを体験したとみられる人は少なくなった。エクスタシーという名で一般には知られる薬物のＭＤＭＡがカップルの親近感を深めるとして評判になった際も同様だ。ほとんどの人が画期的な体験をしたが、１９８０年代にパーティ・ドラッグになってからは、それは変わった。

ドラッグはたしかに意識を劇的に変容させるが、悟りの希求がその方程式からはずれれば、人はただハイになるだけだった。楽しみはしても変革的な体験にはならなかったが、その理由は彼らがそれを求めなかったからだ。これまで強調したように、意図が自己変革の可能性を増大させるのだ。

それはダンスなど脳に劇的な変化を起こす可能性のある儀式的な活動についても同様だ。娯楽として行うか、それとも悟りを求めるという明快な意図で儀式にするのかは、あなた自身の選択だ。さて、自分の脳の直感的な叡智にアクセスできるよう意識を変容させるために音楽とダンスを利用する際に役立つ簡単な処方箋を紹介しよう。

1　あなたに至福感、多幸感を感じさせてくれるお気に入りの曲のプレイリストを2つ作る。ひとつはスローな曲を3曲から10曲集め、もうひとつはテンポが速い曲を3曲から10曲集める。10分から15分のプレイリストができるはずだ。

2　そのプレイリストでダンスを始める前に、悟りの目的をできるかぎり明確に書き記す。洞察を得たい問題は何か？　どんなマインドの状態（至福感、エクスタシー、心の安らぎ、明瞭さやその他）を体験したいのか？　またはあなたの日常の意識を中断させたあとは成り行きに任せて、自分や世界について何か新しいことがわかるかを試してもよい。

3　はじめにスローな曲を集めたプレイリストをプレイする（ボーカルが邪魔になるかどうかを試してみてからリストをつくり直してもよい）。最初に踊りはじめるときにはワークアウトやヨガのように動きを儀式化する。動作の一つひとつを意図的に繰り返す。次に日常意識を中断させて音楽とひとつになれる変容意識に入ることが自分の意図であることを念頭に置いて、テンポの速いプレイリストをプレイする。「無我夢中」になれる時点に達したら、先に説明したフロー状態に入ったことになる。

4　十分に踊ったら、ダンスのスピードを緩め、音楽を止めて、座って沈黙し、数分間、マインドが自由にうつろうのに任せてから、洞察を得るという明確な目的があることを思い出す。自分の直感を信じ、何か興味深いことがマインドに浮かんだら紙に書き留める。

ペンテコステ派のキリスト教徒やスーフィーがよくするように、これをグループで試してもよい。同じ部屋にいるすべての人が変化を導くことを意図してそれに専心していれば、驚異的な結果が出る。誰もの脳がお互いの至福感のなかに消え入れば、個人的な問題は消滅するようなのだ。

オランダのフローニンゲン大学医療センターの研究者が発見したように、一緒にダンスや詠唱するかドラムを叩くことで、グループ全体が一体感を感じる。[*21] これは社会的、コミュニティー的なスタイルの悟りといえる。

同じことがエクササイズのワークアウトでも起こる。「ランナーズ・ハイ」として知られるように、素早い運動と自動的な深呼吸が組み合わさると脳の構造に影響を与えるが、悟りもそれにきわめて近いのだ。[*22] 実際、優れたスポーツ選手の意識の中心では、独特の「解離」が起こることを研究者は指摘している。[*23] 走る体験にあまりに没頭していると、世界にその体験以外の何も存在しなくなるのだ。これは催眠によるトランス状態とよく似ている。ほとんどのランナーやダンサーは彼らの体験で悟りが開けたとは報告しないが、激しい運動をする際にその人が意識的に悟りを目的としたら、たぶん悟りが開けるだろう。

研究によれば、最も素早く安全に意識を変容させるのはドラムを叩くことだ。グループでリズミカルにドラムを叩けば、グループのメンバーとの間で社会的に前向きな神経上の絆ができる。[*24] 職場で行えば社員の燃え尽きが減るし、[*25] 免疫力も高まる。[*26] ドラムを叩く行為は動物にも似たような影響を与える。たとえば、猿は意思疎通をはかり行動を連携させるためにドラムを叩くように胸を叩く。[*27] 鳥はドラムを叩く音が聞こえると頭の動きをシンクロさせる。[*28] そして蜘蛛のなかには交尾したい相手を興奮させるためにドラムを叩くような動作をする種もいる。[*29]

グループでドラムを叩くと子どもの集中力が増し、感情をコントロールしやすくなることもわかっている。[*30] そこで私の提案としては、家族に問題が生じたら、対話にドラムを加えてみよう。そうすれば、深刻な話し合いも楽しくなり、家族全員がよりリラックスして問題解決に臨める。「アメリカン・ジャーナル・オブ・パブリック・ヘルス」で報告されたように、

「ドラムを叩くことで自分と他人の間のつながりの感覚が築け、自己中心的な性向や孤立感、疎外感を減らせる。[*31] ドラムを叩く行為は音楽の一種で、音楽は意思疎通のひとつのスタイルだから、社会的な悟りと喜びに向けて、歌い、踊り、ドラムを叩けばよいのだ。それがあなたの脳を変える最もパワフルで最も簡単な方法のひとつにもなるのだ。

エクササイズで悟りを導く

あなたの前頭葉の活動を基本値（人の認識の段階ではレベル1〜3にあたる日常的な意識の状態）以上に増大させる最も簡単で素早い方法は有酸素運動だ。そのあとで悟りを求めることを意図して仰向けに寝て深くリラックスすれば、からだの各部分の感覚に気づくようになり（「ヨガ・ニドラ」と呼ばれる瞑想法）、前頭葉の活動は急速に基本値以下に減少し、レベル4や5に移行できる。たった3分から5分間の有酸素運動（たとえば、その場でなるべく速く足踏みする）のあとに5分から10分間の休息で気づきを導けば、突発的な洞察を得るための引き金となる神経のメカニズムを発動させられる。しかし、大切なのは、新しい何かを発見したいという意図をもつことだ。ジョージア大学の研究者によれば、激しい運動から深いリラクゼーションに移ることで脳の発達も促せる。意図的に異なる意識の状態にシフトするのが、悟りに向けてあなたの脳を整える最短の道かもしれない。

今ここに戻る

からだを揺さぶりながら激しく唱えつづければ、パワフルなドラッグ体験にも似た精神の領域に導かれることもありえる。そのために、多くのスピリチュアルなリーダーは、意識が変容した状態に1時間以上はとどまらないようにと警告している。歴史を振り返ってみても、古代のユダヤ教、キリスト教、イスラム教の指導者はエクスタシーを感じさせる修行は真面目で深遠な個人の祈りの妨げになるとして禁止することが多かった。われわれの調査結果では伝統的な宗教には属さない人の方が神秘的、スピリチュアルな体験をしやすかったのもそのせいかもしれない。

また、激しい儀式に参加すれば、その後数時間または数日にわたって困惑を感じることがあることも覚えておくべきだろう。そうした副作用を避けるために、先に紹介したようなエクササイズを行ったあとには、前章で紹介したように、鎮静効果のある自己回顧のエクササイズをすることを強く勧める。日常への「再突入」の過程は簡単だ。何回か穏やかに呼吸しながら1分以上、ゆっくりストレッチしながらあくびを続ける。そして体験したことを日記に2段落ほどで書く。書くことによって激しい修行の間には活動停止していた脳の言語のセンターにあなたの意識を戻すのだ。さらにしっかり落ち着き心の静謐を取り戻すためのよい方法がもうひとつある。あなたが最も大事だと思う価値観をリストにし、朝、1分間ほど、そのひとつに意識を集中させる。疲れたときやイライラしたときにはその価値観を繰り返し口に出してもよい。そうすることで1日を通じてストレスを低下させられるし、仕事の生産性も高まるだろう。[*32] ハーバード大学の研究結果によれば、ひとつの価値観を示す言葉を20分間唱えつづけることで、ストレスの低下に関わる1200の遺伝子の機能によい影響を与えられる。[*33] また、ストレスが溜まったと感じたときには、あなたの価値観を示す言葉を、次の文の空白に入れて唱えるといい。

「私は（　　　　　）を吸い込み、ストレスを吐き出します」

今試してみよう。自分の好きな言葉（愛、自信、安らぎ、神、信頼など）を入れて、繰り返し唱えてみて、どう感じるか試してみよう。

つまり、あなたの信条と意図次第で、一般的な儀式を超常的なイベントに変えることができる。あなたの心の最も奥にある価値観と希求でその儀式に臨むのだ。あなたの認識が広がった瞬間に、悟りは可能になる……が、それを実現させるには、まずあなたがそれを求めなければならないのだ！

12　万人向けの悟り

スピリチュアルな覚醒、神秘体験、直感的洞察、または論理的な発見など、あなたにとっての悟りの定義がどんなものであれ、悟りには人の現実認識を抜本的に変革するという独特の要素がある。われわれが行ったさまざまな脳の研究結果が示すように、悟りは脳に恒久的な変化をもたらし、世界やそこに住む自分たち自身に対する見方も劇的に変わる。古びた信条は消え去り、新しい信条が形成される。そして新たな価値観がその人の個人的な人間関係や仕事に活かされるようになる。意識が変わり、現実も違ってみえてくる。生き生きと感じられるようになり、心配ごとにもあまり執着しなくなり、より楽観的に未来を見られるようになる。困難な問題を解決する能力も増大する。

では、変革的な体験をしたあとには人はどうなるのだろうか？　悟りを開いたままでいられるのか、それとも日常の意識に戻るのか？　それにしっかり答えてくれるのが、毎日毎日律儀に瞑想の修行を続けた修行僧についての有名な禅の物語だ。その修行僧は10年瞑想の修行を続けても悟りが開けなかった。ある日の午後、ついにその僧にも悟りの準備ができたと「見た」老師が、僧院を出て聖なる山の頂上に登るようにその修行僧に告げた。山頂には悟りの達人が住んでいたのだが、師はそのことは修行僧に伝えなかった。

修行僧にとっては慣れ親しんだ自分の社会を離れることはつらかったが、その山の頂上に登ってそこで悟りが開けるまで瞑想を続けるか、またはそこで死を迎える決心をした。山道を登りはじめ、目的地まであと半分というところで、修行僧は大きな洗濯物の袋を背負って山の頂上から下ってきた老人に出会った。それは禅の達人の大老師だったが、固い決心で登ってくる若い修行僧を見て、大老師はその修行僧には悟りの準備ができているとみた。

修行僧が大老師を見上げてその目を見つめたとき、大老師は洗濯物の袋を手放した。それが大地に落ちた瞬間に弟子は自分が偉大なる魂の目前にいることに気づき、それで悟りが開けた。修行僧は尋ねた。「大老師様、これから先、私はどうすればよいのでしょうか？」。しかし、大老師は何も言わず、ゆっくり前にかがんで重い袋を持ち上げると年老いた肩にそれを背負い直した。そしてそのまま山を下り、村に行き、二度と戻ってこなかった。修行僧はその意味を理解した。

私はこの大老師と修行僧の話を次のように解釈している。私にとっては、大老師が抱えていた洗濯物の大きな袋は現実の真理を見えにくくしている古びた記憶や感情、思考、信条の象徴だ。自分のマインドのなかにある修行の聖域に1日中座りつづけていることもできるが、自分を縛りつけている鎖から逃れるには、心地よい自宅や毎日の習慣を離れて、より深い洞察に向かう意識の険しい山道を登る必要がある。

幸運にもあなたなら山頂に到達する前に悟りを体験できるかもしれないし、そうはいかないかもしれない。しかし、ほんの一瞬でもひらめきを感じられれば、すべての心配、恐れや疑いなど私たちがふだん抱えている洗濯物の袋は肩から落ちる。私たちはその体験につかの間浸るが、またその袋を拾い上げなければならない。結局のところ、つねにもっとたくさんの洗濯物、もっとたくさんの責任、もっとたくさんのチャレンジ、苦闘と痛みがあるからだ。だが、悟りが開ければ、人生のすべての側面を抜本的に新たな見方でみることができるようになり、その新たな見方を恒久的に維持できる。そして、個人的な問題を含めたすべての事象が、より偉大なる意識と認識への旅路であることを教えてくれる。言い方を換えれば、すべての人やすべてのものと私たちを結ぶ糸を一瞬だけ見せてくれるのが悟りで、その認識により私たちの脳の構造と働きは恒久的に変わる。

もちろん、「それは素晴らしいが、悟りこそ私の未来なのか？　悟りは私が強く求めるべきものなのか？」とあなたは想っているかもしれない。それは挑発的な問いかけではあるが、脳神経は変化に向けて配線されているので、悟りは誰にでも可能だと私は信じている。実際、自分たちの世界を探訪し理解するように人の脳が構築されているなら、誰もの脳が意欲的に悟りに向かおうとしているようにも思える。

実際、現代の科学者や教育者も脳の機能に関しては古代のエジプト人、アッカド人やマヤ族と同じで、自分たちが住む現実を変えるために新たな儀式や心理学、見方を構築している。人類には今では数千年の知識の蓄積があるが、それでも私たちは満足していない。真実を追求するためには、すべてより多くを求めるのだ。そうすることしか選択肢はない。私たちの脳は超越するようにできているのだ。だからこそ、歴史を通じてどんな文化圏でも悟りへの希求が続いてきたのだ。

このことこそ本書の究極のメッセージでもある。悟りは万人向けだということだ。問題はどうやって悟りに到達するかだ。自然に突発的に起こるのを待つのか、または鍛錬や精神修行、果てはドラッグを利用してでもゴリ押しすべきものなのか？　それはあなたの個人的な選択だが、宗教的な悟り、または無宗教の悟りなど、どんなスタイルの悟りをあなたが求めるにしても、脳神経上で必要な基本条件があるようだ。少なくとも一瞬の間、自分や世界についてのそれまでの習慣的な信条をすべて棚上げしなければならないのだ。前頭葉のコントロール下で、日常の意識のなかでつねに溢れかえっている記憶を中断させ、既存の信条を崩すことができなければならない。あなたの脳全体にパワフルな神経化学物質が放出されることによって、あなたは、今この瞬間を激しく鮮烈に体験する。あなたの思考は変わり、あなたの感情も変わり、新たな記憶が形成される。必ずしもたやすい体験とは限らないが、あなたの人生は以前考えていたものとはまったく変わってしまう。

あなたが悟りを求めるなら、ある程度の抵抗を受けることは予想した方がよい。脳は実際にはつねに変化しつづけているとはいえ、つねに変わりたいと望んでいるわけではないのだ！　古びた習慣や行動を支えているニューロンの接続を変えるには、たくさんの代謝のエネルギーが必要だから、私たちは意識的に、または無意識のうちに過去にうまくいった既存の信条にしがみつこうとするのだ。脳はつねに永続性と変化のバランスをとっている。脳のなかで変化が起こることは必然で、悟りに伴う激しい変革への意欲は脳の情報処理の一部ではあるが、つねに一方では脳は変化に抵抗しようともしている。とくに、昔から大切にし、役に立ってきた信条と矛盾する変化の場合にはだ。

自分がいる環境や脳のなかで何か変化が起きると、それは扁桃体を刺激し、不安や恐れの反応を引き起こす。悟りは開けても、それにはためらいがつきまとうのだ。だから、われわれが実施した信条許容度調査でも、ほとんどの人は新たな考え方やそれまでとは異なる考え方には完全にはオープンではなかった。実際、あなたの信条が堅固なほど、異なる信条をもつ人々に対してあなたはオープンになりにくい。しかし、人生では、ストレスがあまりに大きくて、それまでのあなたの信条では苦悩を逃れられなくなることもある。そんな深い絶望に際したら、あなたも何か新しいことを試すべきだと気づくかもしれない。そうなれば、自分自身はもとより、あなたの人生で周囲にいるすべての人に影響を与えることになる。

しかし、まだもうひとつ、疑問が残る。悟りがどんな人にも起こりうるなら、それは誰にでも起こるのだろうか？　すべての私たちの脳が同様であることからすれば、すべての人が悟りを開けると考えてもよさそうだ。そうなったらどうなるかは想像することしかできない。もし誰もが自分にとって最高のレベルの意識で世界をみたら、他人や他人の信条への思いやりや許容度は増大するだろう。ワンネス、そしてすべてを受け入れたいという意識が広がれば、人々の間の憎しみや暴力は大幅に削減できるかもしれない。これはきわめて楽観的にみえるが、この感覚こそが、ずっと以前に私が「無限の疑い」の海に浸ったときに感じたものだ。その体験は人類に対して私自身がもっていた悲観的な見方を消し去り、楽観的に未来がみえるようにしてくれた。

悟りについての研究を検討中の学生のひとりが、私に思い出させてくれたことがある。すべての人が悟りを開いたらどうなるかについてのユニークなストーリーを思いついたのだ。「私たちは誰もがフライパンの底に置かれ、弾けるのを待つポップコーン用のとうもろこしの種のようなものだ。変革の火にかけられると、まずひとりが弾ける。すると袋のなかのポップコーンのように、他の誰もが弾けるよう勇気づけられる」。その学生はこの世界を変えるために悟りを開きたいと考えており、自分も適切なタイミングで弾け、開き、意識拡張するとうもろこしだとみていた。

私はこのたとえ話が気に入った。私が本書でなるべくたくさんの悟りの体験談を紹介したのも、あなたが弾ける役に立てばよいと思ったからだ。ワンネス、明瞭さ、自己変革といった内なる体験を誰かが語るのを見聞きしているときには、同様の体験をコントロールしているあなたの脳の部位も刺激されている。つまり、他人の悟りの物語に深く耳を傾ければ、あなたも悟りを体験しやすくなる。そして、次にはあなたが自分の体験談で、他人が意識や気づきを深める役に立つのだ。

本書で紹介した数多くの脳のスキャンの研究やスピリチュアリティに関するオンライン調査や信条許容度調査からのデータをみれば、人の脳は悟りが開けるようにできている。その過程をスタートさせる鍵となるのが、悟りへの道を照らしてくれるような信条、人生体験と精神修行の適切な組み合わせだ。

悟りはすべての人類に与えられるギフトだ。その素地は人のからだと脳に備わっていて、誰ものなかで開放されることを待っている。

付録　悟りを導くためのツールとリソース

それだけで悟りを保証する特定の薬やドラッグ、唯一の瞑想法やスピリチュアルな道程といったものはない。ある方法や宗教に従えば自己変革できると約束する本やグルは多いが、通常、そうしたリソースはその指導者の信条に沿って偏向しているし、とくにマインドを変容させるパワフルなテクニックや瞑想を使うものに関しては要注意だ。

気づきを広げるためのツールの探索にあたっては、まず、どんな悟りを自分が求めているのかを明確にすることだ。スピリチュアルな光明を求めているのか？　そうならば、あなたの個人的な価値観や信条（たとえばキリスト教のセンタリングの祈り、聖イグナティウスのスピリチュアルなエクササイズ、ユダヤ教ハシディズムの修行、または地元のスーフィズム、ヒンズー教、禅宗のグループなど）と一致するガイダンスを提供してくれる団体やオンラインのサイトを調べてみる。ほとんどの宗教団体にとっては、スピリチュアルなエクササイズは無料で提供するものなので、プログラムに参加するために多額な金銭を要求する組織は避けた方がよい。

宗教には関与せずに深遠なる静謐さ（東洋哲学が描く最も一般的な悟りのかたち）、または自分自身に関する深い洞察（西洋版の悟り）を得られる道を求めているなら、多くの大学が提供しているようなさまざまなスタイルのリラクゼーション、ストレス軽減やマインドフルネスのトレーニングを試してみることを勧める。本書で説明したように、そうした穏やかなエクササイズにより、悟りが開けるときの激しい意識の変化に対応できるように脳を準備させられる。

あなたの脳にとってのエクササイズとなる儀式を創り出し日課とすれば、洞察や「なるほど」の瞬間を増やせる可能性が高まる。そこでわれわれが開発したのが「ニューロ・ウィズダム１０１」という自主トレのオーディオ・プログラムだ。これは短い瞑想の数々を通してリラクゼーション、集中力、マインドフルネス、前向きさ、感情をコントロールする能力の増大を導くものだ。このプログラムには58種類のエクササイズがあり、本書の10章と11章でそのなかのいくつかを紹介した。

「ニューロ・ウィズダム１０１」はロヨラ・メリーマウント大学のＭＢＡコースにも取り入れられ、ストレス軽減と仕事の生産性向上に利用されている。「ニューロ・ウィズダム１０１」に含まれるマインドフルネスのエクササイズは睡眠の質[*1]、免疫力の向上[*2]、気分の改善[*3]、仕事による燃え尽き予防[*4]、職への満足度の向上[*5]、他人への思いやりの増加[*6]に役立つことがわかっている。

この8週間の脳トレプログラムの詳細は www.NeuroWisdom.com を参照してほしい。第11章で紹介したような激しい修行に挑戦したい人はこのプログラムを利用することを勧める。その他のツールやリソースは左記を参照してほしい。

www.AndrewNewberg.com
www.MarkRobertWaldman.com

参考文献

パート1　悟りの根源

1 Original version and interpretation of Basho by Mark Robert Waldman, copyright 2014.

1　問題児の悟り

1 R. Descartes, *Meditations on First Philosophy: With Selections from the Objections and Replies,* trans. Michael Moriarty (Oxford, England: Oxford University Press, 2008).

2　悟りとは？

1 Interpretive version by Mark Waldman, copyright 2014.

2 "The Mindfulness Revolution," *Time*, February 2014; see also Beth Gardiner, "Business Skills and Buddhist Mindfulness," *The Wall Street Journal*, April 3, 2012.

3 S. Hoeller, *Gnosticism: New Light on the Ancient Tradition of Inner Knowing* (Wheaton, IL: Quest Books, 2002).

4 Online Encyclopedia Britannica, 2014. http://www.britannica.com/topic/Manichaeism.

5 R. Porter, *The Enlightenment* (2nd ed.) (New York: Palgrave Macmillan, 2001).

6 D.Outram, *The Enlightenment: New Approaches to European History,* Vol. 3 (Cambridge, England: Cambridge University Press, 2013).

ドリンダ・ウートラム『啓蒙』田中秀夫監訳、逸見修一・吉岡亮訳、法政大学出版局

7 W. James, *The Varieties of Religious Experience*, Lecture 7 (London: Longmans Green and Co., 1902).
ウィリアム・ジェームズ『宗教的経験の諸相』桝田啓三郎訳、岩波文庫・日本教文社

8 Online Encyclopedia Britannica: http://www.britannica.com/EBchecked/topic/598700/Leo-Tolstoy/13426/Conversion-and-religious-beliefs.

9 L. Tolstoy, *My Confession, My Religion. The Gospel in Brief* (New York: Thomas Y. Crowell Co., 1899), 63.
レフ・トルストイ『要約福音書』北御門二郎訳、北御門二郎
レフ・トルストイ『要約福音書』中村白葉・中村融共訳、河出書房新社(『トルストイ全集14』所収)

10 R. Bucke, *Cosmic Consciousness* (Philadelphia: Innes & Sons, 1901).
(注・バックは自分の体験を三人称で書いたが、読みやすいように一人称に変えた〔マーク・ロバート・ウォルドマン記す〕)
リチャード・モーリス・バック『宇宙意識』尾本憲昭訳、ナチュラルスピリット

3 悟るときにはどう感じるか

1 W. James, *The Varieties of Religious Experience* (London: Longmans Green and Co., 1902).307.
ウィリアム・ジェームズ『宗教的経験の諸相』桝田啓三郎訳、岩波文庫・日本教文社

4　神なしの悟り

1 "Barna Study of Religious Change Since 1991 Shows Significant Changes by Faith Group," August 4, 2011. https://www.barna.org/barna-update/faith-spirituality/514-barna-study-of-religious-change-since-1991-shows-significant-changes-by-faith-group#.U9U47fldV8E; and Y. Anwar, "Americans and Religion Increasingly Parting Ways," UC Berkeley News Center, March 12, 2013.

2 Pew Research Center calculations based on the U.S. Census Bureau's August 2012 Current Population Survey, which estimates there are 234,787,700 adults in the U.S. http://www.pewforum.org/Unaffiliated/nones-on-the-rise.aspx%23growth.

3 "Three Spiritual Journeys of the Millennials," The Barna Group, May 9, 2013. http://www.barna.org/teens-next-gen-articles/621-three-spiritual-journeys-of-millennials.

4 "Spirituality in Higher Education: A National Study of College Students' Search for Meaning and Purpose," 2003-2010, University of California, Los Angeles. http://spirituality.ucla.edu.

5 Speech to the German League of Human Rights, Berlin (Autumn 1932), as published in *Einstein: A Life in Science*, by Michael White and John Gribbin (New York: Free Press, 2005)

6 Published in *Albert Einstein: Philosopher-Scientist* (1949), ed. Paul A. Schilpp. Reprinted in *A Stubbornly Persistent Illusion: The Essential Scientific Works of Albert Einstein*, ed. Stephen Hawking (Philadelphia: Running Press, 2009).
A・アインシュタイン『自伝ノート』中村誠太郎・五十嵐政敬訳、東京図書
A・アインシュタイン『未知への旅立ち—アインシュタイン新自伝ノート』金子務編訳、小学館

7 Parrott AC. Human psychobiology of MDMA or "Ecstasy": an overview of 25 years of empirical research. Hum Psychopharmacol. 2013;28(4):289-307.

8 Smith DE, Raswyck GE, Davidson LD. From Hofmann to the Haight Ashbury, and into the future: the past and potential of lysergic acid diethylamide. J Psychoactive Drugs. 2014;46(1):3-10; Krebs TS, Johansen PØ. Lysergic acid diethylamide (LSD) for alcoholism: meta-analysis of randomized controlled trials. J Psychopharmacol. 2012;26(7):994-1002; and Barbosa PC, Mizumoto S, Bogenschutz MP, Strassman RJ. Health status of ayahuasca users. Drug Test Anal. 2012;4(7-8):601-9.

9 Griffiths RR, Richards WA, McCann U, Jesse R. Psilocybin can occasion mystical-type experiences having substantial and sustained personal meaning and spiritual significance. Psychopharmacology (Berl). 2006;187(3):268-83.

10 Griffiths R, Richards W, Johnson M, McCann U, Jesse R. Mystical-type experiences occasioned by psilocybin mediate the attribution of personal meaning and spiritual significance 14 months later. J Psychopharmacol. 2008;22(6):621-32.

11 Cummins C, Lyke J. Peak experiences of psilocybin users and non-users. J Psychoactive Drugs. 2013;45(2):189-94.

12 van Amsterdam J, Opperhuizen A, van den Brink W. Harm potential of magic mushroom use: a review. Regul Toxicol Pharmacol. 2011;59(3)423-9; and Hermle L, Kovar KA, Hewer W, Ruchsow M. Hallucinogen-induced psychological disorders. Fortschr Neurol Psychiatr. 2008;76(6):334-42.

5　人の認識の段階

1 Zhao Q, Zhou Z, Xu H, Chen S, Xu F, Fan W, Han L. Dynamic neural network of insight: a functional magnetic resonance imaging study on solving Chinese "chengyu" riddles. PLoS One. 2013;8(3):e59351.

2 Pew Forum on Religion and Public Life, "Global Christianity: A Report on the Size and Distribution of the World's Christian Population," December 19, 2011.

3 Qiu J, Li H, Jou J, Liu J, Luo Y, Feng T, Wu Z, Zhang Q. Neural correlates of the "Aha" experiences: evidence from an fMRI study of insight problem solving. Cortex. 2010;46(3):387-403.

4 Newberg A, Alavi A, Baime M, Pourdehnad M, Santanna J, d'Aquili E. The measurement of regional cerebral blood flow during the complex cognitive task of meditation: a preliminary SPECT study. Psychiatry Res. 2001;106(2):113-22.

5 Antonio Damasio, in his book *Self Comes to Mind* (New York: Pantheon, 2010), refers to this quality of having a sense of "self." First we are awake, and this primal awareness generates our cognitive decision making, or what Damasio calls the "mind." Thus, awareness plus mind plus self equals consciousness, a model that relies heavily on the neurobiological research of Jaak Panksepp.

6 Wallis LJ, Range F, Müller CA, Serisier S, Huber L, Zsó V. Lifespan development of attentivenesss in domestic dogs: drawing parallels with humans. Front Psychol. 2014;5:71.

7 Shettleworth SJ. Do animals have insight, and what is insight anyway? Can J Exp Psychol. 2012;66(4):217-26.

8 Drayton LA, Santos LR. A decade of theory of mind research on Cayo Santiago: Insights into rhesus macaque social cognition. Am J Primatol. 2014; doi:10.1002/ajp.22362.

9 Nomura T, Murakami Y, Gotoh H, Ono K. Reconstruction of ancestral brains: Exploring the evolutionary process of encephalization in amniotes. Neurosci Res. 2014. pii: S0168-0102(14)00041-8. doi:10.1016/j. neures.2014.03.004. Frasnelli E. Brain and behavioral lateralization in invertebrates. Front Psychol. 2013;4:939. Aru J, Bachmann T, Singer W, Melloni L. Distilling the neural correlates of consciousness. Neurosci Biobehav Rev. 2012;36(2):737-46.

10 Wei D, Yang J, Li W, Wang K, Zhang Q, Qiu J. Increased resting functional connectivity of the medial prefrontal cortex in creativity by means of cognitive stimulation. Cortex. 2014;51:92-102.

11 Silberstein RB, Nield GE. Measuring emotion in advertising research: prefrontal brain activity. IEEE Pulse. 2012 May-Jun;3(3):24-7; and Ding X, Tang YY, Tang R, Posner MI. Improving creativity performance by short-term meditation. Behav Brain Funct. 2014;10:9.

12 Ding X, Tang YY, Cao C, Deng Y, Wang Y, Xin X, Posner MI. Short-term meditation modulates brain activity of insight evoked with solution cue. Soc Cogn Affect Neurosci. 2014;10(1):43-9.

13 Bhasin MK, Dusek JA, Chang BH, Joseph MG, Denninger JW, Fricchione GL, Benson H, Libermann TA. Relaxation response induces temporal transcriptome changes in energy metabolism, insulin secretion and inflammatory pathways. PLoS One. 2013 May 1;8(5): e62817.

14 Qiu J, Li H, Jou J, Liu J, Luo Y, Feng T, Wu Z, Zhang Q. Neural correlates of the “Aha” experiences: evidence from an fMRI study of insight problem solving. Cortex. 2010;46(3):397-403.

15 Zhao Q, Li, Y, Shang X, Zhou Z, Han L. Uniformity and nonuniformity of neural activities correlated to different insight problem solving. Neuroscience. 2014.;270:203-11. Aziz-Zadeh L, Kaplan JT, Iacoboni M. “Aha!” : The neural correlates of verbal insight solutions. Hum Brain Mapp. 2009;30(3);908-16.

16 Innes KE, Selfe TK. Meditation as a therapeutic intervention for adults at risk for Alzheimer’s disease—potential benefits and underlying mechanisms. Front Psychiatry. 2014;5:40; and Marciniak R, Sheardova K. Cermáková P, Hudeček D, Sumec R, Hort J. Effect of meditation on cognitive functions in context of aging and neurodegenerative diseases. Front Behav Neurosci. 2014;8:17.

17 Kounios J, Frymiare JL, Bowden EM, Fleck JI, Subramaniam K, Parrish TB, Jung-Beeman M. The prepared mind: neural activity prior to problem presentation predicts subsequent solution by sudden insight. Psychol Sci. 2006;17(10):882-90.

パート2　悟りへの道

1 William Blake (1757-1827), “The Auguries of Innocence,” in *The Harvard Classics—English Poetry, Volume II: From Collins to Fitzgerald,* ed. C. Eliot (Collier, 1910), 356.

6 超自然の存在をチャネリングする

1 Avenary H. The Hasidic Nigun. Ethos and Melos of a folk liturgy. J International Folk Music Council. 1964(16):60-63.

2 Newberg AB, Wintering NA, Morgan D, Waldman MR. The measurement of regional cerebral blood flow during glossolalia: a preliminary SPECT study. Psychiatry Res: Neuroimaging. 2006;148(1):67-71.

3 R. Forbes, "Slavery and the Evangelical Enlightenment," in *Religion and the Antebellum Debate over Slavery*, eds. McKivigan and Snay (Athens: University of Georgia Press, 1998).

4 Qiu J, Li H, Jou J, Liu J, Luo Y, Feng T, Wu Z, Zhang Q. Neural correlates of the "Aha"experiences: evidence from an fMRI study of insight problem solving. Cortex. 2010;46(3):397-403.

5 Beischel J, Schwartz GE. Anomalous information reception by research mediums demonstrated using a novel triple-blind protocol. Explore (NY). 2007;3(1):23-7.

6 Moreira-Almeida A, Neto FL, Cardeña E. Comparison of Brazilian spiritist mediumship and dissociative identity disorder. J Nerv Ment Dis. 2008;196(5):420-4; and Moreira-Almeida A, Lotufo Neto F, Greyson B. Dissociative and psychotic experiences in Brazilian spiritist mediums. Psychother Psychosom. 2007;76(1):57-8.

7 Shenefelt PD. Ideomotor signaling: from divining spiritual messages to discerning subconscious answers during hypnosis and hypnoanalysis, a historical perspective. Am J Clin Hypn. 2011;53(3):157-67.

8 Faymonville ME, Boly M, Laureys S. Functional neuroanatomy of the hypnotic state. J Physiol

Paris. 2006;99(4-6):463-9.
9 Peres JF, Moreira-Almeida A, Caixeta L, Leao F, Newberg A. Neuroimaging during trance state: a contribution to the study of dissociation. PLoS One. 2012;7(11):e49360.
10 Liu S, Chow HM, Xu Y, Erkkinen MG, Swett KE, Eagle MW, Rizik-Baer DA, Braun AR. Neural correlates of lyrical improvisation; an FMRI study of freestyle rap. Sci Rep. 2012;2:834.
11 Abuhamdeh S, Csikszentmihalyi M. The importance of challenge for the enjoyment of intrinsically motivated, goal-directed activities. Pers Soc Psychol Bull. 2012;38(3):317-30.
12 Kirchner JM. Incorporating flow into practice and performance. Work. 2011;40(3):289-96; and Seligman ME, Csikszentmihalyi M. Positive psychology. An introduction. Am Psychol. 2000;55(1):5-14.
13 Furnes B, Dysvik E. A systematic writing program as a tool in the grief process: Part 1. Patient Prefer Adherence. 2010;4:425-31.
14 Lepore SJ. Expressive writing moderates the relation between intrusive thoughts and depressive symptoms. J Pers Soc Psychol. 1997;73(5):1030-7.
15 Lotze M, Erhard K, Neumann N, Eickhoff SB, Langner R. Neural correlates of verbal creativity: differences in resting-state functional connectivity associated with expertise in creative writing. Front Hum Neurosci. 2014;8:516.

7 他人の意識を変える

1 Wu Jiang, *Enlightenment in Dispute* (Oxford, England: Oxford University Press, 2008).

2 Harris WS, Gowda M, Kolb JW, Strychacz CP, Vacek JL, Jones PG, Forker A, O'Keefe JH, McCallister BD. A randomized, controlled trial of the effects of remote, intercessory prayer on outcomes in patients admitted to the coronary care unit. Arch Intern Med. 1999;159(19):2273-8; and Byrd RC. Positive therapeutic effects of intercessory prayer in a coronary care unit population. South Med J. 1988;81(7):826-9.

3 Matthews DA, Marlowe SM, MacNutt FS. Effects of intercessory prayer on patients with rheumatoid arthritis. South Med J. 2000;93(12):1177-86.

4 Aviles JM, Whelan SE, Hernke DA, Williams BA, Kenny KE, O'Fallon WM, Kopecky SL. Intercessory prayer and cardiovascular disease progression in a coronary care unit population: a randomized controlled trial. Mayo Clin Proc. 2001;76(12):1192-8; and Matthews WJ, Conti JM, Sireci SG. The effects of intercessory prayer, positive visualization, and expectancy on the well-being of kidney dialysis patients. Altern Ther Health Med. 2001;7(5):42-52.

5 Walker SR, Tonigan JS, Miller WR, Corner S, Kahlich L. Intercessory prayer in the treatment of alcohol abuse and dependence: a pilot investigation. Altern Ther Health Med. 1997;3(6):79-86.

6 Mathai J, Bourne A. Pilot study investigating the effect of intercessory prayer in the treatment of child psychiatric disorders. Australas Psychiatry. 2004;12(4):386-9.

7 Astin JA, Stone J, Abrams DI, Moore DH, Couey P, Buscemi R, Targ E. The efficacy of distant healing for human immunodeficiency virus—results of a randomized trial. Altern Ther

Health Med. 2006;12(6)36-41.
8 Schlitz M, Hopf HW, Eskenazi L, Vieten C, Radin D. Distant healing of surgical wounds: an exploratory study. Explore (NY). 2012;8(4):223-30.
9 da Rosa MI, Silva FR, Silva BR, Costa LC, Bergamo AM, Silva NC, Medeiros LR, Battisti ID, Azevedo R, A randomized clinical trial on the effects of remote intercessory prayer in the adverse outcomes of pregnancies, Cien Saude Colet. 2013;18(8):2379-84.
10 Nelson R, Bancel P. Effects of mass consciousness: changes in random data during global events. Explore (NY). 2011;7(6):373-83.
11 Benson H, Dusek JA, Sherwood JB, Lam P, Bethea CF, Carpenter W, Levitsky S, Hill PC, Clem DW Jr, Jain MK, Drumel D, Kopecky SL, Mueller PS, Marek D, Rollins S, Hibberd PL, Study of the Therapeutic Effects of Intercessory Prayer (STEP) in cardiac bypass patients: a multicenter randomized trial of uncertainty and certainty of receiving intercessory prayer. Am Heart J. 2006;151(4)934-42.
12 Palmer RF, Katerndahl D, Morgan-Kidd J. A randomized trial of the effects of remote intercessory prayer: interactions with personal beliefs on problem-specific outcomes and functional status. J Altern Complement Med. 2004;10(3):438-48.
13 Hefti R, Koenig HG, Prayers for patients with internal and cardiological diseases—an applicable therapeutic method? MMW Fortschr Med. 2007;149(51-52):31-4.
14 Moreira-Almeida A, Koss-Chioino JD. Recognition and treatment of psychotic symptoms: spiritists compared to mental health professionals in Puerto Rico and Brazil. Psychiatry.

2009;72(3):268-83.

15 Hoşrik EM, Cüceloğlu AE, Erpolat S. Therapeutic effects of Islamic intercessory prayer on warts. J Relig Health. 2014; 10.1007/s10943-014-9837.

16 Schjoedt U, Stødkilde-Jørgensen H, Geertz AW, Lund TE, Roepstorff A. The power of charisma—perceived charisma inhibits the frontal executive network of believers in intercessory prayer. Soc Cogn Affect Neurosci. 2011;6(1):119-27.

17 Rouder JN, Morey RD, Province JM. A Bayes factor meta-analysis of recent extrasensory perception experiments: comment on Storm, Tressoldi, and Di Risio (2010). Psychol Bull. 2013;139(1):241-7.

18 Mossbridge JA, Tressoldi P, Utts J, Ives JA, Radin D, Jonas WB. Predicting the unpredictable: critical analysis and practical implications of predictive anticipatory activity. Front Hum Neurosci. 2014;8:146.

19 Kuo WJ, Sjöström T, Chen YP, Wang YH, Huang CY. Intuition and deliberation: two systems for strategizing in the brain. Science. 2009 Apr 24;324(5926):519-22.

20 Allman JM, Watson KK, Tetreault NA, Hakeem AY. Intuition and autism: a possible role for Von Economo neurons. Trends Cogn Sci. 2005;9(8):367-73.

21 Hsu M, Anen C, Quartz SR. The right and the good: distributive justice and neural encoding of equity and efficiency. Science. 2008;320(5879):1092-5.

22 Ralph Oesper, *The Human Side of Scientists* (Cincinnati, OH: University Publications, 1975).

23 Błażek M, Kaźmierczak M, Besta T. Sense of purpose in life and escape from self as the predictors

of quality of life in clinical samples. J Relig Health. 2015;54(2):517-23.
24 Mariano JM, Going J. Youth purpose and positive youth development. Adv Child Dev Behav. 2011;41:39-68.
25 Keng SL, Smoski MJ, Robins CJ. Effects of mindfulness on psychological health: a review of empirical studies. Clin Psychol Rev. 2011;31(6):1041-56.
26 Potter PJ. Energy therapies in advanced practice oncology: an evidence-informed practice approach. J Adv Pract Oncol. 2013;4(3):139-51.

8　ハートをワンネスに向けて開く

1 Sauvage C, Jissendi P, Seignan S, Manto M, Habas C. Brain areas involved in the control of speed during a motor sequence of the foot: real movement versus mental imagery. J Neuroradiol. 2013;40(4):267-80; Thaut MH, Demartin M, Sanes JN. Brain networks for integrative rhythm formation. PLoS One. 2008;3(5):e2312; and Esposti R, Cavallari P, Baldissera F. Feedback control of the limbs position during voluntary rhythmic oscillation. Biol Cybern. 2007;97(2):123-36.
2 Online Encyclopedia Britannica: http://www/britannica.com/EBchecked/topic/123937/Codex-Argenteus.
3 M.Smith, *The Origins of Biblical Monotheism: Israel's Polytheistic Background and the Ugaritic Texts* (Oxford, England: Oxford University Press, 2001).

4 W.A.Meyer, B. Hyde, F. Muqaddam, and S. Kahn, *Physicians of the Heart: A Sufi View of the 99 Names of Allah* (Sufi Ruhaniat International, 2011).

5 Gerard McCool, "The Christian Wisdom Tradition and Enlightenment Reason," in *Examining the Catholic Intellectual Tradition*, eds. Anthony Cernera and Oliver Morgan (Fairfield, CT: Sacred Heart University Press, 2000).

6 Muhammad Hozien and Valerie Turner, eds., *Al-Ghazali: The Marvels of the Heart*, Book 21 (Louisville, KY: Fons Vitae, 2010).

7 W. M. Watt, *The Faith and Practice of Al-Ghazali* (London: George Allen and Unwin Ltd., 1953)

8 Weng HY, Fox AS, Shackman AJ, Stodola DE, Caldwell JZ, Olson MC, Rogers GM, Davidson RJ. Compassion training alters altruism and neural responses to suffering. Psychol Sci. 2013;24(7):1171-80.

9 Light SN, Heller AS, Johnstone T, Kolden GG, Peterson MJ, Kalin NH, Davidson RJ. Reduced right ventrolateral prefrontal cortex activity while inhibiting positive affect is associated with improvement in hedonic capacity after 8 weeks of antidepressant treatment in major depressive disorder. Biol Psychiatry. 2011;70(10):962-8.

10 Doufesh H, Faisal T, Lim KS, Ibrahim F. EEG spectral analysis on Muslim prayers. Appl Psychophysiol Biofeedback. 2012;37(1):11-8.

11 Alabdulwahab SS, Kachanathu SJ, Oluseye K. Physical activity associated with prayer regimes improves standing dynamic balance of healthy people. J Phys Ther Sci. 2013;25(12):1565-8.

12 Hosseini M, Salehi A, Fallahi Khoshknab M, Rokofian A, Davidson PM. The effect of a preoperative

spiritual/religious intervention on anxiety in Shia Muslim patients undergoing coronary artery bypasss graft surgery: a randomized controlled trial. J Holist Nurs. 2013;31(3):164-72.

13 Moss AS, Wintering N, Roggenkamp H, Khalsa DS, Waldman MR, Monti D, Newberg AB. Effects of an 8-week meditation program on mood and anxiety in patients with memory loss. J Altern Complement Med. 2012;18(1):48-53.

14 Hansen G. Schizophrenia or spiritual crisis? On "raising the kundalini" and its diagnostic classification. Ugeskr Laeger. 1995;157(31):4360-2.

15 Wise RA. Dopamine and reward: the anhedonia hypothesis 30 years on. Neurotox Res. 2008;14(2-3):169-83.

16 von Kirchenheim C, Persinger MA. Time distortion—a comparison of hypnotic induction and progressive relaxation procedures: a brief communication. Int J Clin Exp Hypn. 1991;39(2):63-6.

17 Ulrich M, Keller J, Hoenig K, Waller C, Grön G. Neural correlates of experimentally induced flow experiences. Neuroimage. 2014;86:194-202.

18 Kounios J, Beeman M. The cognitive neuroscience of insight. Annu Rev Psychol. 2014;65:71-93.

19 Yoder KJ, Decety J. The good, the bad, and the just: justice sensitivity predicts neural response during moral evaluation of actions performed by others. J Neurosci. 2014;34(12):4161-6.

20 Original version and interpretation of a Hafez poem by Mark Robert Waldman. Copyright 2010.

9　自己変革を信じるということ

1 Heiphetz L, Spelke ES, Harris PL, Banaji MR. The development of reasoning about beliefs: Fact, preference, and ideology. J Exp Soc Psychol. 2013;49(3):559-65.

2 Epley N, Converse BA, Delbosc A, Monteleone GA, Cacioppo JT. Believers' estimates of God's beliefs are more egocentric than estimates of other people's beliefs. Proc Natl Acad Sci USA.2009;106(51):21533-8.

3 Ogawa A, Yamazaki Y, Ueno K, Cheng K, Iriki A. Neural correlates of species-typical illogical cognitive bias in human inference. J Cogn Neurosci. 2010;22(9):2120-30.

4 Galante J, Galante I, Bekkers MJ, Gallacher J. Effect of kindnesss-based meditation on health and well-being: A systematic review and meta-analysis. J Consult Clin Psychol. 2014;82(6):1101-14.

5 Garrison KA, Scheinost D, Constable RT, Brewer JA. BOLD signal and functional connectivity associated with loving kindness meditation. Brain Bhav. 2014;4(3):337-47; and Lutz A, Brefczynski-Lewis J, Johnstone T, Davidson RJ. Regulation of the neural circuitry of emotion by compassion meditation: effects of meditative experise. PLoS One. 2008;3(3):e1897.

6 Kang Y, Gray JR, Dovidio JF. The nondiscriminating heart: loving-kindness meditation training decreases implicit intergroup bias. J Exp Psychol Gen. 2014;143(3):1306-13.

7 Leung MK, Chan CC, Yin J, Lee CF, So KF, Lee TM. Increased gray matter volume in the right angular and posterior parahippocampal gyri in loving-kindness meditators. Soc Cogn Affect Neurosci. 2013;8(1):34-9.

8 Worthington EL, Berry JW, Hook JN, Davis DE, Scherer M, Griffin BJ, Wade NG, Yarhouse M, Ripley JS, Miller AJ, Sharp CB, Canter DE, Campana KL. Forgiveness-reconciliation and communication-conflict-resolution interventions versus retested controls in early married couples. J Couns Psychol. 2015;62(1):14-27.

9 Ricciardi E, Rota G, Sani L, Gentili C, Gaglianese A, Guazzelli M, Pietrini P. How the brain heals emotional wounds: the functional neuroanatomy of forgiveness. Front Hum Neurosci. 2013;7:839 doi:10.3389/fnhum.2013.00839.

10 Thompson LY, Snyder CR, Hoffman L, Michael ST, Rasmussen HN, Billings LS, Heinze L, Neufeld JE, Shorey HS, Roberts JC, Roberts DE. Dispositional forgiveness of self, others and situations. J Pers. 2005;73(2):313-59.

11 Lawler KA, Younger JW, Piferi RL, Jobe RL, Edmondson KA, Jones WH. The unique effects of forgiveness on health: an exploration of pathways. J Behav Med. 2005;28(2):157-67.

12 Bono G, McCullough ME, Root LM. Forgiveness, feeling connected to others, and well-being: two longitudinal studies. Pers Soc Psychol Bull. 2008;34(2):182-95.

13 Fehr R, Gelfand MJ, Nag M. The road to forgiveness: a meta-analytic synthesis of its situational and dispositional correlates. Psychol Bull. 2010;136(5):894-914.

14 R. Heuer, "Psychology of Intelligence Analysis." Published by the U.S. Government, Center for the Study of Intelligence, Central Intelligence Agency, 1999.

15 Harris S, Sheth SA, Cohen MS. Functional neuroimaging of belief, disbelief, and uncertainty. Ann Neurol. 2008 Feb;63(2):141-7.

16 Seidel EM, Pfabigan DM, Hahn A, Sladky R, Grahl A, Paul K, Kraus C, Küblböck M, Kranz GS, Hummer A, Lanzenberger R, Windischberger C, Lamm C. Uncertainty during pain anticipation: the adaptive value of preparatory processes. Hum Brain Mapp. 2015;36(2):744-55.

17 Smith DF. Functional salutogenic mechanisms of the brain. Perspect Biol Med. 2002;45(3):319-28.

18 Tsujii T, Masuda S, Akiyama T, Watanabe S. The role of inferior frontal cortex in belief-bias reasoning: an rTMS study. Neuropsychologia. 2010;48(7):2005-8.

パート3　悟りに向けて動く

1 ルーミーの未完の一連の詩をA. G. Farhadi と Ibraham Gamard が翻訳したものを簡略にまとめた。Copyright 2014 by Mark Robert Waldman.

10　悟りの準備

1 Schippers MB, Roebroeck A, Rneken R, Nanetti L, Keysers C. Mapping the information flow from one brain to another during gestural communication. Proc Natl Acad Sci USA. 2010;107(20):9388-93; and Schippers MB, Gazzola V, Goebel R, Keysers C. Playing charades in the fMRI: are mirror and/or mentalizing areas involved in gestural communication? PLoS One. 2009;4(8):e6801.

2 Csikszentmihalyi, Mihaly, *Flow: The Psychology of Optimal Experience*（New York: Harper and Row, 1990）

3 ミハイ・チクセントミハイ『フロー体験―喜びの現象学』今村浩明訳、世界思想社
Ulrich M, Keller J, Hoenig K, Waller C, Grön G. Neural correlates of experimentally induced flow experiences. Neuroimage. 2014;86:194-202.

4 Barutta J, Gleichgerrcht E, Cornejo C, Ibáñez A. Neurodynamics of mind: the arrow illusion of conscious intentionality as downward causation. Integr Psychol Behav Sci. 2010;44(2):127-43; and Lloyd D. Functional MRI and the study of human consciousness. J Cogn Neurosci. 2002;14(6):818-31.

5 Neill J. Transcendence and transformation in the life patterns of women living with rheumatoid arthritis. ANS Adv Nurs Sci. 2002;24(4):27-47; and Wade GH. A concept analysis of personal transformation. J Adv Nurs. 1998;28(4):713-9.

6 Ullrich PM, Lutgendorf SK. Journaling about stressful events: effects of cognitive processing and emotional expression. Ann Behav Med. 2002;24(3):244-50.

7 Smith S, Anderson-Hanley C, Langrock A, Compas B. The effects of journaling for women with newly diagnosed breast cancer. Psychooncology. 2005;14(12):1075-82.

8 Schwartz RM, Reynolds CF, Thase ME, Frank E, Fasiczka AL, Haaga DAF. Optimal and normal affect balance in psychotherapy of major depression: evaluation of the balanced states of mind model. Behav Cogn Psychother. 2002 Oct; 30(4):439-450

9 B. Fredrickson, *Positivity* (New York: Three Rivers Press, 2009).
バーバラ・フレデリクソン『ポジティブな人だけがうまくいく3対1の法則』植木理恵監修、高橋由紀子訳、日本実業出版社

10 Losada M, Heaphy E. The role of positivity and connectivity in the performance of business teams: a nonlinear dynamics model. Am Behav Scientist. 2004;47(6):740-65.

11 J. Gottman, *What Predicts Divorce?: The Relationship Between Marital Processes and Marital Outcomes* (Hillsdale, JN: Lawrence Erlbaum Associates, 1994).

12 Lundqvist LO, Zetterlund C, Richter HO. Effects of Feldenkrais method on chronic neck/scapular pain in people with visual impairment: a randomized controlled trial with one-year follow-up. Arch Phys Med Rehabil. 2014;95(9):1656-61.

13 Gallup AC. Eldakar OT. The thermoregulatory theory of yawning: what we know from over 5 years of research. Front Neurosci. 2013;6:188.

14 Gallup AC, Gallup GG. Yawning as a brain cooling mechanism: nasal breathing and forehead cooling diminish the incidence of contagious yawning. Evol Psychol. 2007;5:92-101.

15 Milbury K, Chaoul A, Biegler K. Wangyal T, Spelman A, Meyers CA, Arun B, Palmer JL, Taylor J, Cohen L. Tibetan sound meditation for cognitive dysfunction: results of a randomized controlled pilot trial. Psychooncology. 2013;22(10):2354-63.

16 Sauvage C, Jissendi P, Seignan S, Manto M, Habas C. Brain areas involved in the control of speed during a motor sequence of the foot: real movement versus mental imagery. J Neuroradiol. 2013;40(4):267-80.

17 Kronk CM, Private speech in adolescents. Adolescence. 1994;29(116):781-804.

18 Tullett AM, Inzlicht M. The voice of self-control: blocking the inner voice increases impulsive responding. Acta Psychol (Amst). 2010;135(2):252-6.

19 Geva S, Jones PS, Crinion JT, Price CJ, Baron JC, Warburton EA. The neural correlates of inner speech defined by voxel-based lesion-symptom mapping. Brain. 2011;134(Pt 10):3071-82.

20 Johnstone T, van Reekum CM, Urry HL, Kalin NH, Davidson RJ. Failure to regulate: counterprductive recruitment of top-down prefrontal-subcortical circuitry in major depression. J Neurosci. 2007 Aug 15;27(33):8877-84.

21 Marchand WR. Neural mechanisms of mindfulness and meditation: evidence from neuroimaging studies. World J Radiol. 2014;6(7):471-9.

22 Bluett EJ, Homan KJ, Morrison KL, Levin ME, Twohig MP. Acceptance and commitment therapy for anxiety and OCD spectrum disorders: an empirical review. J Anxiety Disord. 2014;28(6):612-24.

23 Goyal M, Singh S, Sibinga EM, Gould NF, Rowland-Seymour A, Sharma R, Berger Z, Sleicher D, Maron DD, Shihab HM, Ranasinghe PD. Linn S, Saha S, Bass EB, Haythornthwaite JA. Meditation programs for psychological stress and well-being: a systematic review and meta-analysis. JAMA Intern Med. 2014;174(3):357-68.

24 Kieviet-Stijnen A, Visser A, Garssen B, Hudig W, Mindfulness-based stress reduction training for oncology patients: patients' appraisal and changes in well-being. Patient Educ Couns. 2008;72(3):436-42.

11　体験を激しいものにする

1 Salimpoor VN, Benovoy M, Larcher K, Dagher A, Zatorre RJ. Anatomically distinct dopamine

release during anticipation and experience of peak emotion to music. Nat Neurosci. 2011;14(2):257-62.

2 Nordbø RH, Gulliksen KS, Espeset EM, Skårderud F, Geller J, Holte A. Expanding the concept of motivation to change: the content of patients' wish to recover from anorexia nervosa. Int J Eat Disord. 2008;41(7):635-42.

3 Holland AE, Hill CJ, Jones AY, McDonald CF. Breathing exercises for chronic obstructive pulmonary disease. Cochrane Database Syst Rev. 2012;10:CD008250; and Cramer H, Krucoff C, Dobos G. Adverse events associated with yoga: a systematic review of published case reports and case series. PLoS One. 2013;8(10):e75515.

4 Pagnoni G, Cekic M, Guo Y. "Thinking about not-thinking": neural correlates of conceptual processing during Zen meditation, PLoS One. 2008;3(9):e3083.

5 Grant JA, Courtemanche J, Rainville P. A non-elaborative mental stance and decoupling of executive and pain-related cortices predicts low pain sensitivity in Zen meditators. Pain. 2011 Jan;152(1):150-6.

6 Isaacowitz DM. The gaze of the optimist. Pers Soc Psychol Bull. 2005 Mar;31(3):407-15.

7 Hurlburt RT, Heavey CL, Kelsey JM. Toward a phenomenology of inner speaking. Conscious Cogn. 2013;22(4):1477-94.

8 Cwik AJ. Associative dreaming: reverie and active imagination. J Anal Psychol. 2011;56(1)14-36.

9 Kalyani BG, Venkatasubramanian G, Arasappa R, Rao NP, Kalmady SV, Behere RV, Rao H, Vasudev MK, Gangadhar BN. Neurohemo-dynamic correlates of "OM" chanting: A pilot

functional magnetic resonance imaging study. Int J Yoga. 2011;4(1):3-6.

10 Khalsa DS, Amen D, Hanks C, Money N, Newberg A. Cerebral blood flow changes during chanting meditation. Nucl Med Commun. 2009;30(12):956-61.

11 Gruzelier J. A theory of alpha/theta neurofeedback, creative performance enhancement, long distance functional connectivity and psychological integration. Cogn Process. 2009;10 Suppl 1: S101-9.

12 Sallustro F, Atwell CW. Body rocking, head banging, and head rolling in normal children. J Pediatr. 1978;93(4):704-8.

13 Wayne PM, Berkowitz DL, Litrownik DE, Buring JE, Yeh GY. What do we really know about the safety of Tai Chi? A systematic review of adverse event reports in randomized trials. Arch Phys Med Rehabil. 2014;95(12):2470-83. Wayne PM, Walsh JN, Taylor-Piliae RE, Wells RE, Papp KV, Donovan NJ, Yeh GY. Effect of tai chi on cognitive performance in older adults: systematic review and meta-analysis. J Am Geriatr Soc. 2014;62(1):25-39.

14 R. Eisenberg, *The JPS Guide to Jewish Traditions* (Philadelphia: Jewish Publication Society, 2004).

15 Jones D. Social evolution: the ritual anima. Nature 2013 Jan 23. http://www.nature.com/news/social-evolution-the-ritual-animal-1.12256.

16 Panchin AY, Tuzhikov AI, Panchin YV. Midichlorians—the biomeme hypothesis; is there a microbial component to religious rituals? Biol Direct. 2014;9(1):14; and Umen J, Heitman J. Evolution of sex: mating rituals of a pre-metazoan. Curr Biol. 2013;23(22):R1006-8.

17 Frecska E, Luna LE. Neuro-ontological interpretation of spiritual experiences. Neuropsychopharmacol Hung. 2006;8(3):143-53.
18 Graybiel AM. Habits, rituals, and the evaluative brain. Annu Rev Neurosci. 2008;31:359-87.
19 Online Enclyclopedia Brittanica: http://www. britannica.com/EBchecked/topic/15965/Allah.
20 Tierney A, Dick F, Deutsch D, Sereno M. Speech versus song: multiple pitch-sensitive areas revealed by a naturally occurring musical illusion. Cereb Cortex. 2013;23(2):249-54.
21 Kokal I, Engel A, Kirschner S, Keysers C. Synchronized drumming enhances activity in the caudate and facilitates prosocial commitment—if the rhythm comes easily. PLoS One. 2011;6(11):e27272.
22 Boecker H, Sprenger T, Spilker ME, Henriksen G, Koppenhoefer M, Wagner KJ, Valet M, Berthele A, Tolle TR. The runner's high: opioidergic mechanisms in the human brain. Cereb Cortex. 2008 Nov;18(11):2523-31.
23 Masters KS. Hypnotic susceptibility, cognitive dissociation, and runner's high in a sample of marathon runners. Am J Clin Hypn. 1992 Jan;34(3):193-201.
24 Kokal I, Engel A, Kirschner S, Keysers C. Synchronized drumming enhances activity in the caudate and facilitates prosocial commitment—if the rhythm cojmes easily. PLoS One. 2011;6(11):e27272.
25 Bittman BB, Snyder C, Bruhn KT, Liebfreid F, Stevens CK, Westengard J, Umbach PO. Recreational music-making: an integrative group intervention for reducing burnout and improving mood states in first year associate degree nursing students: insights and economic

impact. Int J Nurs Educ Scholarsh. 2004;1:Article12.

26 Bittman BB, Berk LS, Felten DL, Westengard J, Simonton OC, Pappas J, Ninehouser M. Composite effects of group drumming music therapy on modulation of neuroendocrine-immune parameters in normal subjects. Altern Ther Health Med. 2001;7(1):38-47.

27 Remedios R, Logothetis NK. Kayser C. Monkey drumming reveals common networks for perceiving vocal and nonvocal communication sounds. Proc Natl Acad Sci USA. 2009 Oct 20;106(42):18010-5.

28 Patel AD, Iversen JR, Bregman MR, Schulz I. Experimental evidence for synchronization to a musical beat in a nonhuman animal. Curr Biol. 2009 May 26;19(10):827-30.

29 Kotiaho JS, Alatalo RV, Mappes J, Parri S. Adaptive significance of synchronous chorusing in an acoustically signallyng wolf spider. Proc Biol. 2004;271(1550):1847-50.

30 Ho P, Tsao JC, Bloch L, Zeltzer LK. The impact of group drumming on social-emotional behaveor in low-income children. Evid Based Complement Alternat Med. 2011:250708.

31 Winkelman M. Complementary therapy for addiction: “drumming out drugs”. Am J Public Health. 2003 Apr;93(4):647-51.

32 Manning C, Waldman M, Lindsey W, Newberg A, Cotter-Lockard D. Personal inner values—a key to effective face-to-face business communication. J Executive Education. 2013;11(1)37-65.

33 Dusek JA, Otu HH, Wohlhueter AL, Bhasin M, Zerbini LF, Joseph MG, Benson H, Libermann TA. Genomic counter-stress changes induced by the relaxation response. PLoS One. 2008;3(7):e2576.

1 Larouche M, Côté G, Bélisle D, Lorrain D. Kind attention and non-judgment in mindfulness-based cognitive therapy applied to the treatment of insomnia: state of knowledge. Pathol Biol (Paris). 2014;62(5)284-91.

2 Shennan C, Payne S, Fenlon D. What is the evidence for the use of mindfulness-based interventions in cancer care? A review. Psychooncology. 2011;20(7):681-97.

3 Matchim Y, Armer JM, Stewart BR. Mindfulness-based stresss reduction among breast cancer survivors: a literature review and discussion. Oncol Nurs Forum. 2011;38(2):E61-71.

4 Williams D, Tricomi G, Gupta J, Janise A. Efficacy of burnout interventions in the medical education pipeline. Acad Psychiatry. 2014;39(1):47-54.

5 Fortney L, Luchterhand C. Zakletskaia L, Zgierska A, Rakel D. Abbreviated mindfulness intervention for job satisfaction, quality of life, and compassion in primary care clinicians: a pilot study. Ann Fam Med. 2013;11(5):412-20.

6 Beddoe AE, Murphy SO. Does mindfulness decrease stress and foster empathy among nursing students? J Nurs Educ. 2004;43(7):305-12.

訳者あとがき

辞書の定義によれば「さとる」とは、(1)つまびらかに知る。物事の道理を明らかにする(2)仏教用語で、心の迷いを去って真理を体得する。煩悩を脱して涅槃を得る、となっている。何かに対して深く理解できたり、これぞ真実と納得できるひらめきで懸案の謎が解けたりしたときに私たちは「悟った」と感じる。些末事にとらわれず平穏な態度がとれる人を「悟りが開けた人」と評したりもする。その一方で、究極的な「悟り」はふだんの生活の普通の思考で得られるそうした悟りとは別物の、長年修行を積んだ仏教や修験道《しゅげんどう》の修行者や真理を追究しつづけた哲学者のみが到達できる高尚な境地で、凡人には縁がないと考えられてきた。しかし、生死に関わる衝撃的な出来事の際や瞑想中に、意識がクリアーに覚醒し、自然の摂理がわかった気がしたり、自我が消えて宇宙と一体になったノンデュアルな状態で、ほんの一瞬、「悟りが開けた」と感じる体験もある。「一瞥体験」と名づけられているところをみると、日本人の間でもそれほど珍しくはない現象なのだろう。アンドリュー・ニューバーグ博士が本書で述べている大小の悟りのうちの「小さな悟り」とはこの一瞥体験のことで、「悟り」とはお釈迦様が成し遂げたような究極的な悟りのことだ。

興味深いのは、「小さな悟り」は「悟り」に向けた脳の準備体操のようなものだという見方だ。儀式の最中に人の脳で起こる変化をスキャンで見て確認してきた著名な科学者の発言だけに説得力がある。

博士はさらに、脳神経学的にみれば、特定の宗教に帰依したり特別の流儀に従って心身の修行を積み重ねることなく、悟りは開けるとする。そもそも人の脳はやがては悟りを開けるようにできている。だから適切な刺激を与えることで脳のコンディションを整えれば、自我に執着した低度の意識からノンデュアリティを認識できる高度の意識に自分を高め、究極的な悟りも開けるというのだ。

太古の昔から人々が希求してきた悟りへの近道を見つけ、そのために役立つさまざまな脳の訓練法まで提供してくれている本書は、人類をより良い進化の道に導く画期的な道標になると思う。しかも悟りに向けたニューバーグ博士の処方箋はいずれも誰もがたやすく実践できる活動ばかりだ。

長年の地道な伝統修行で叡智を積み重ねた者のみに悟りは開かれると信じてきた宗教家にとっては本書の内容はショックだろう。ショートカットで悟りを求めること自体が不謹慎だと感じる人もいるかもしれない。しかし、心身に有害な影響を与えるドラッグや特別なツールを使わずに、自らの行動で自然に脳の変化を導き、悟りに近づける方法があるなら、試さない手はない。ニューバーグ博士らによれば、悟りに向けて脳が変わっていくほどに、人の意識は偏見や既成概念や自己中心的な考え方から解放され、無私、利他、受容、慈愛の精神に満ちていく。それなら、より多くの人が悟りを求め、悟りに近づくことで、戦争も貧富の差も差別もない社会もまんざら夢ではなくなるように思えてくるからだ。

私は見聞きできる事実や証拠、科学性を重視するジャーナリストだが、癒しや超能力といった超常現象の信憑性や科学性に興味をもち、研究例を集めたり自分でも実践してみたりするようになった。そうこうしているうちに、現代科学では実体が解明されていない微細エネルギーを宇宙から媒介して人の癒しのお手伝いをする、俗にヒーラーと呼ばれる役割も果たすようになった。いわば現実と超現実の世界にまたがる二足のワラジで科学と神秘の接点を求めつづけてきたわけだ。そんな私にとっては科学者の好奇心と探究心で、天空の彼方にあった悟りを身近で実現可能なものに引き寄せてくれたニューバーグ博士は悟りへの道の頼りになる先達だ。

欧米の学界でも宗教や神秘現象の科学研究は懐疑的な目で見られがちだ。そんななかで医師、科学者の論理的な視点と方法論を駆使して神や宗教、宇宙の真理に挑むニューバーグ博士らの努力に敬意を表する。彼らの最新研究の成果の一部を読者のみなさまに紹介できることは光栄で、ありがたく感じている。

2018年 11月吉日

エリコ・ロウ

著者紹介
アンドリュー・ニューバーグ　Andrew Newberg, M.D.
トーマス・ジェファーソン大学ミルナ・ブラインド統合医療センターのディレクターであり、同大学医学部救急医療・放射線科の教授。全米ベストセラーの『脳はいかにして＜神＞を見るか―宗教体験のブレイン・サイエンス』（茂木健一郎監訳、PHP エディターズ・グループ）など、数冊の学術書の共著者である。
　ホームページ：www.AndrewNewberg.com

マーク・ロバート・ウォルドマン　Mark Robert Waldman
ロヨラ・メリーマウント大学エグゼクティブ向け MBA 学科、神学校のホルムズ研究所の教員。マインドフルネス、ポジティブ思考、認知訓練に関する独自の研究に基づき能力開発法を統合したビジネス＆自己開発のニューロバックトレーニングコーチ。
　ホームページ：www.MarkRobertWaldman.com

アンドリュー・ニューバーグ医学博士とマーク・ウォルドマンは世界をリードするスピリチュアリティと脳の権威である。共著書は『心をつなげる―相手と本当に関係を築くための大切な「共感コミュニケーション」12の方法』（川田志津訳、東洋出版）、全米ベストセラーで 2012 年にオプラ（訳者注：米国で人気のトークショー・ホスト）の必読書に選ばれた『神はあなたの脳をどのように変えるのか』（未邦訳）など 4 冊。二人合わせれば 20 冊を超える著書や編書、100 件を超える学術論文がある。二人の研究はタイム誌、ニューズウィーク誌、ワシントン・ポスト紙、ニューヨーク・タイムズ紙、フォーブス誌、エンタープレナー誌、オプラ・マガジン、その他多数のメディアで紹介され、共に PBS（米国公共放送網）、NPR ラジオ（米国公共放送ラジオ局）を含み数百のラジオやテレビ番組にも出演している。

訳者紹介
エリコ・ロウ　Eriko Rowe
ジャーナリスト、著作家、翻訳家。バイオ・エネルギー・トレーナー。長年にわたり取材と実践でチベット医学、道家気功、ネイティブ・アメリカン・メディスンなど世界の伝統療法やヒーリング、超能力開発法を学んできた。著書には『キラキラ輝く人になる』（ナチュラルスピリット）、『アメリカ・インディアンの書物よりも賢い言葉』『死んだ後には続きがあるのか』（共に扶桑社）など、訳書には『ワン・スピリット・メディスン』（アルベルト・ヴィロルド著、ナチュラルスピリット）などがある。元コーネル大学、ワシントン大学非常勤講師。米国シアトル在住。

「悟り」はあなたの脳をどのように変えるのか

脳科学で「悟り」を解明する！

●

2019年1月27日　初版発行

著 者／アンドリュー・ニューバーグ
&マーク・ロバート・ウォルドマン
訳 者／エリコ・ロウ

装 幀／中村 吉則
編集・DTP／佐藤恵美子

発行者／今井 博揮
発行所／株式会社ナチュラルスピリット
〒101-0051　東京都千代田区神田神保町3-2　高橋ビル2F
TEL 03-6450-5938　FAX 03-6450-5978
E-mail：info@naturalspirit.co.jp
ホームページ http://www.naturalspirit.co.jp/

印刷所／シナノ印刷株式会社

ISBN978-4-86451-292-3　C0011